Hefte zur Unfallheilkunde
Beihefte zur Zeitschrift „Der Unfallchirurg"
Herausgegeben von:
J. Rehn, L. Schweiberer und H. Tscherne

187

Werner Hohenberger

Postsplenektomie-Infektionen

Klinische und tierexperimentelle Untersuchungen zu Inzidenz, Ätiologie und Prävention

Mit 11 Abbildungen

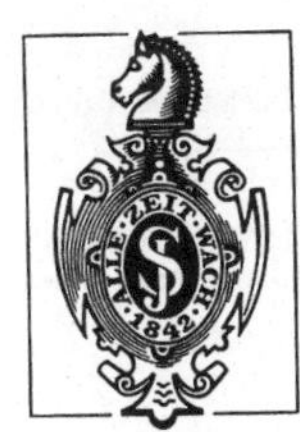

Springer-Verlag
Berlin Heidelberg New York
London Paris Tokyo

Reihenherausgeber

Prof. Dr. Jörg Rehn
Mauracher Straße 15, D-7809 Denzlingen

Prof. Dr. Leonhard Schweiberer
Direktor der Chirurgischen Universitätsklinik München-Innenstadt
Nußbaumstraße 20, D-8000 München 2

Prof. Dr. Harald Tscherne
Medizinische Hochschule, Unfallchirurgische Klinik
Konstanty-Gutschow-Straße 8, D-3000 Hannover 61

Bandherausgeber

Priv.-Doz. Dr. Werner Hohenberger
Chirurgische Universitätsklinik
Maximiliansplatz
8520 Erlangen

ISBN-13: 978-3-540-17429-5 **e-ISBN-13: 978-3-642-82992-5**
DOI: 10.1007/978-3-642-82992-5

CIP-Kurztitelaufnahme der Deutschen Bibliothek. Hohenberger, Werner: Postsplenektomie-Infektionen: klin. u. tierexperimentelle Unters. zu Inzidenz, Ätiologie u. Prävention/Werner Hohenberger. – Berlin; Heidelberg; New York; London; Paris; Tokyo: Springer, 1987.
(Hefte zur Unfallheilkunde ; 187)
ISBN-13: 978-3-540-17429-5

2124/3140-543210

Geleitwort

Beim Milztrauma wurde früher auch bei geringfügigen Verletzungen die Milz bedenkenlos entfernt, da die Splenektomie das vermeintlich sicherste Verfahren war, um gefährliche Blutungen zu stillen. Subphrenische Abszesse und Pankreasfisteln als postoperative Komplikationen der Milzentfernung waren hinreichend bekannt, nicht jedoch eventuelle negative langzeitige Folgen.

Die Erkenntnis, daß der Verlust der Milz zu schwerwiegenden, oft auch erst nach Jahren auftretenden und häufig tödlich verlaufenden Sepsis führen kann, hat in den letzten Jahren zu einem Umdenken in der Behandlung von Milzverletzungen geführt. Als Folge davon haben wir gelernt, inzwischen in etwa 50% traumatischer Läsionen die Milz zu erhalten. In mehreren Statistiken ist die akzidentelle intraoperative Milzverletzung die häufigste Ursache für die Splenektomie, die heute aber in nahezu 80% durch milzerhaltende Operationsmethoden vermieden werden kann. Aber auch bei anderen Erkrankungen, wie bei der Staging-Laparotomie des Morbus Hodgkin oder der totalen Gastrektomie wegen eines Magenkarzinoms werden zunehmend Überlegungen angestellt, in welchen Fällen man von der bisher routinemäßig zum Behandlungskonzept gehörenden Splenektomie abweichen kann. Neben den Gesichtspunkten der Postsplenektomiesepsis werden auch tumorimmunologische Aspekte mit der Folge verminderter Überlebensraten durch die Splenektomie in die Diskussion eingebracht. Viele Fragen sind hier noch offen.

Unabhängig davon wird uns Chirurgen zunehmend bewußt, daß neben der nach wie vor unabdingbaren Beherrschung operativer Technik der individuelle immunologische Status unsere Behandlungserfolge beeinflußt und umgekehrt durch unsere therapeutischen Maßnahmen die Immunfunktion alteriert wird. Dieser Entwicklung wird in der vorliegenden Monographie sehr eingehend Rechnung getragen, indem besonders auf die immunologischen Zusammenhänge der Abwehr von Infektionserkrankungen eingegangen und nach möglichen Ursachen der Postsplenektomiesepsis gesucht wird.

Diese Arbeit basiert auf sehr umfangreichen klinischen und experimentellen Untersuchungen zu dem Problem der Postsplenektomiesepsis. Sie berührt vor allen Dingen auch praktisch wichtige Aspekte und zeigt darüber hinaus Ansatzpunkte für weitere Untersuchungen auf.

Erlangen, im April 1987 *Prof. Dr. F.P. Gall*

Danksagung

Ganz besonders danken möchte ich

Herrn Prof. Dr. J.R. Kalden, dem Vorstand des Instituts und der Poliklinik für klinische Immunologie, für die außerordentlich großzügige Unterstützung bei den umfangreich anfallenden Laboruntersuchungen;
Herrn Prof. Dr. W. Leibold aus dem Institut und der Poliklinik für klinische Immunologie, für fortwährende stetige und nimmermüde Hilfe und aufmunternden Rat.

Die im folgenden wiedergegebenen Untersuchungen wurden durchgeführt:

- im Labor des Instituts mit Poliklinik für klinische Immunologie der Universität Erlangen-Nürnberg unter Mithilfe von Herrn Professor Dr. W. Leibold, Herrn Dr. Krapf und Herrn Dr. Gramatzki
- im immunologischen Labor der Dermatologischen Klinik der Universität Erlangen-Nürnberg (Vorstand: Professor Dr. O. Hornstein) von Herrn Priv.-Doz. Dr. Djawari, Frau Simon und Herrn Dr. Simon jr.
- im Institut für Nuklearmedizin von Frau Dr. Löw (Vorstand: Professor Dr. Wolf)
- im Blutlabor der Chirurgischen Klinik der Universität Erlangen-Nürnberg von Frau Kaspar (Leiter: Professor Dr. Schricker)
- in der Abteilung für klinische Pathologie in der Chirurgischen Universitätsklinik Erlangen von Herrn Dr. Giedl (Leiter: Professor Dr. Hermanek)
- im Institut für klinische Mikrobiologie der Universität Erlangen-Nürnberg von Herrn Professor Dr. Weber (Direktor: Professor Dr. Röllinghoff, vormaliger Direktor: Professor Dr. Knapp).

Allen Beteiligten gilt mein besonderer Dank. Zu bedanken habe ich mich auch bei den Doktoranden W. Haupt und M. Neumann.

W. Hohenberger

Inhaltsverzeichnis

1 Einleitung

Die Entfernung der Milz galt bis in die Mitte der 70er Jahre als ein Eingriff ohne wesentliche Spätfolgen (Hayboe u. Whitby 1955; Hamelmann u. Grabinger 1965; Weinreich 1968; Schreiber 1969). Eine Reihe von Mitteilungen stellten später diese frühere Ansicht in Frage.

Die Mehrheit der Ärzte hält jedoch die Milz weiterhin für ein entbehrliches Organ. Diese offensichtliche Diskrepanz zwischen den tatsächlichen Folgen des Milzverlusts und der aktuellen allgemeinen Einschätzung dieses Problems faßten Schreiber u. Winkler (1983) zusammen: „Die Milz, jahrzehntelang eher lästiges, weil verletzungsanfälliges und scheinbar bedenkenlos eliminierbares Organ, beginnt vage, chirurgisches Interesse zu beanspruchen. Hier stößt man auf überraschende Wissensmängel."

Morris u. Bullock stellten im Jahre 1919 fest, daß die Entfernung der Milz bei Ratten deren natürlichen Widerstand gegenüber Infektionen herabsetzt.

Perla u. Marmorston beobachteten 1935, daß sich bei verschiedenen Tierspezies nach Entfernung der Milz bis dahin latente Infektionen manifestierten. King u. Shumacker berichteten schließlich 1952 über mehrere tödlich verlaufende bakterielle Infektionen bei splenektomierten Kindern im Alter bis zu 6 Monaten. Die Arbeit dieser beiden Autoren ließ erstmals Zweifel an der Unbedenklichkeit des Milzverlusts aufkommen. Sie war Anlaß für eine ganze Reihe von Untersuchungen, die sich mit Folgen der Splenektomie befaßten. Es zeigte sich, daß nicht nur Kinder, sondern auch Erwachsene nach Entfernung der Milz besonders schwere Infektionskrankheiten durchmachten (Donaldson et al. 1972; Goffinet 1972; Edwards u. Digioia 1976; Robinette u. Fraumeni 1977). Diese Erkrankungen

- wurden durch kapselbildende Bakterien verursacht,
- traten ohne wesentliche Prodromi akut auf,
- verliefen, meist innerhalb von 24 h, bei einem hohen Anteil tödlich.

Häufig waren sie von einer disseminierten intravasalen Gerinnung begleitet (Waterhouse-Friderichsen-Syndrom).

Die Begriffe „Postsplektomieinfektion" und „OPSI" („overwhelming postsplenectomy infection") wurden geprägt.

Derartige Erkrankungen sind bei Menschen mit intakter Milz unbekannt. Die mit dem Verlust der Milz verbundenen Funktionseinbußen zur Abwehr von Infektionskrankheiten sind im einzelnen auch heute noch nicht geklärt.

Weil eine kausale Behandlung von Postsplenektomieinfektionen nicht möglich ist, werden die folgenden prophylaktischen Maßnahmen nach Entfernung der Milz vorgeschlagen:

- die Langzeitprophylaxe mit Antibiotika,
- die aktive Immunisierung gegen relevante Erreger,
- die autologe Replantation von Partikeln der Milz im Falle einer traumatischen Ruptur.

2 Fragestellung

Der Chirurg wird i. allg. mit einer Postsplenektomieinfektion nicht konfrontiert. Es handelt sich zwar um eine Spätfolge der von ihm durchgeführten Milzentfernung, die jedoch u.U. erst nach vielen Jahren auftritt. Außerdem werden Patienten mit dieser Erkrankung dem Internisten oder dem Kinderarzt zugewiesen. Das Schicksal der betroffenen Patienten entgeht der Kenntnis ihres Operateurs.

Als Folge davon besteht unter Chirurgen eine gewisse Skepsis hinsichtlich der Relevanz der sog. Postsplenektomieinfektionen. Aus chirurgischer Sicht stellen sich daher folgende Fragen:

1. Führt die Entfernung der Milz tatsächlich zu einer gehäuften Infektanfälligkeit?
2. Sind im eigenen Erfahrungsbereich überhaupt tödlich verlaufende Postsplenektomieinfektionen aufgetreten?
3. Welche Veränderungen treten nach Entfernung der Milz auf, die eine eventuelle Infektionsanfälligkeit erklären könnten? (Diese Frage ist nur in Zusammenarbeit mit Immunologen zu beantworten.)
4. Sind autolog replantierte Partikel von Milzgewebe bzw. die seit langem bekannte spontane posttraumatische Splenosis peritonei in der Lage, die Funktion einer intakten Milz zu übernehmen?
5. Bieten derartige Partikel letztlich einen ausreichenden Schutz vor diesen foudroyant verlaufenden septischen Erkrankungen?

3 Funktion der Milz

Die Funktion der Milz wird verständlich, wenn man sich ihren histologischen Aufbau vergegenwärtigt. Auch entwicklungsgeschichtliche Gesichtspunkte sind zu berücksichtigen.

3.1 Fetale Entwicklung der Milz

Die Anlage der Milz entsteht am Ende des 1. Keimlingsmonats in Form einer mesenchymalen Verdickung der dorsalen Wand der Bursa omentalis. Sie ist ein Abkömmling des mittleren Keimblattes. Durch Vermehrung der Mesenchymzellen nimmt die Milzanlage an Masse zu. Sie verliert im Laufe des 2. Monats die breite Verbindung mit der Wand des Netzbeutels und hängt dann mit diesem nur noch am Hilus durch bandartige Stränge zusammen. Mit Beginn des 6. Keimlingmonats treten die Milzknötchen (Malpighi-Körperchen) in Erscheinung (Boenich u. Bertolini 1967).

Eine Hämatopoese findet in der Milz nach dem 5.–6. Fetalmonat nicht mehr statt. Sie wird nach der Geburt nur noch bei der Thalassämie, der myeloischen Metaplasie, der Myelofibrose und der Osteopetrose beobachtet (Spencer u. Pearson 1975; Eichner 1979).

3.2 Histologische und anatomische Anmerkungen

In der Stroma der Milz – bestehend aus Kapsel, Trabekeln, verzweigten Retikulumzellen und Fasern – ist das Parenchym eingebettet, die Pulpa.

Sie besteht aus weißer Pulpa, Marginalzone und roter Pulpa. Der Anteil der weißen Pulpa am Milzvolumen beträgt 15%. Er nimmt im Alter ab.

Bei der Geburt weist die Milz sehr wenige primitive Lymphfollikel auf, jedoch keine Keimzellen. Während des 1. Lebensjahres vergrößert sie sich bis auf das 3- bis 4fach und übertrifft in dieser Wachstumsrate jedes andere Organ. Mit Ende des 1. Jahres ist die weiße Pulpa hoch entwickelt mit zahlreichen Lymphfollikeln und Keimzellen. Erst dann erscheint, unter Berücksichtigung morphologischer Gesichtspunkte, die Milz vollständig entwickelt.

Die normal große Milz des Erwachsenen wiegt zwischen 120 und 200 g. Sie faßt bis zu 300 ml Blut. Ab dem 40. Lebensjahr nimmt sie an Gewicht ab (Seufert 1983).

Der Gesamtgehalt der Milz an roten Blutzellen wird auf 20–40 ml geschätzt; 20–40% aller Thrombozyten werden hier angesammelt, darüber hinaus 15% aller Lymphozyten des Körpers mit einer Gesamtzahl von $70 \cdot 10^9$. Sie enthält damit 7mal so viele Lymphozyten wie das periphere Blut. Sie beherbergt die dichteste Ansammlung von Makrophagen. Insgesamt beinhaltet die Milz 1/4 des gesamten retikuloendothelialen Systems, sowie 1/3 des lymphatischen Gewebes (Bowdler 1975; Aigner et al. 1981; Pabst 1981).

3.2.1 Kooperation von Blutversorgung und lymphoretikulärem System

Etwa 3–4% des zirkulierenden Blutvolumens passieren in der Minute die Milz, obwohl deren Anteil am Gesamtkörpergewicht nur etwa 0,2% ausmacht.

Die Aufteilungen der Milzarterie treten als Trabekelarterien in die rote Pulpa der Milz ein (Abb. 1). Abzweigungen dieser Gefäße ziehen als Zentralarterien weiter durch die *rote Pulpa,* umgeben von der lymphatischen Begleitscheide. Diese Umscheidung gilt als die T-Lypmozytenregion der Milz.

Nun treten die Zentralarterien exzentrisch in die Milzfollikel ein (Malpighi-Körperchen). Diese Follikel wiederum bestehen hauptsächlich aus B-Lymphozyten, welche Keimzentren von B-, T-, Nullzellen und dendritischen Zellen umschließen können; sie bilden zusammen mit der lymphatischen Begleitscheide die *weiße Pulpa* der Milz. Je nach Antigenreiz werden neue Follikel gebildet oder wieder zurückentwickelt.

Die *Marginalzone* trennt weiße und rote Pulpa. Sie besteht aus einem Maschenwerk von blutenthaltenden Sinus mit verzweigten Retikulumzellen und Makrophagen, die partikuläre Antigene und i.v. injizierte Tusche in wenigen Minuten phagozytieren. Der Übergang in die *rote Pulpa* ist nicht genau abgrenzbar. Diese besteht aus anastomosierenden dünnwandigen Sinus.

Nach dem Austritt aus den Malpighi-Körpcherchen teilt sich die Zentralarterie in mehrere Pinselarterien auf. Diese Arteriolen werden von Plasmazellansammlungen umgeben. Sie münden schließlich als Hülsenkapillaren frei in den Sinus der roten Pulpa oder kommunizieren direkt mit den venösen Sinus und damit dem Beginn des venösen Abstroms aus der

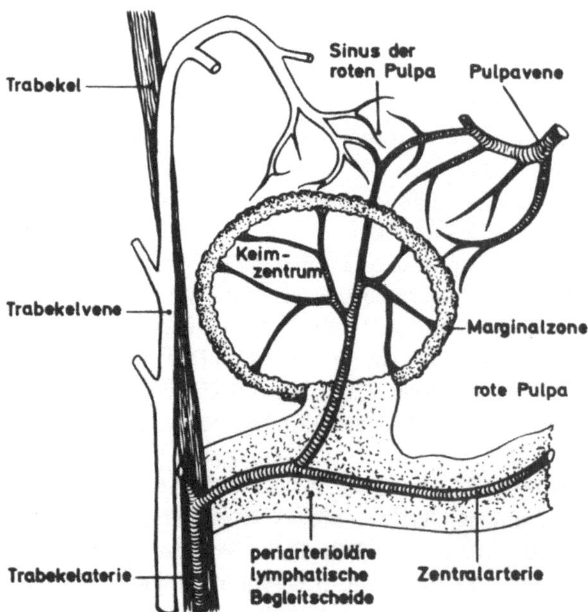

Abb. 1. Die Gefäßversorgung der Milz in Beziehung zum lymphoretikulären Gewebe. (Nach Pabst 1981)

Milz. Sie werden von dichten Fasern retikulären Gewebes umgeben, den sog. Schweigger-Seidel-Scheiden. Deren Funktion ist unbekannt.

Der weitaus größte Teil des Blutes, nämlich etwa 90%, ergießt sich im Bereich der Marginalzone in die Sinusoide der roten Pulpa, wo sich der Blutstrom verlangsamt. Hier kommen die phagozytierenden und immunologisch aktiven Zellen (Lymphozyten, Plasmazellen, Monozyten, Makrophagen, dendritische Zellen) mit den korpuskulären Bestandteilen und partikulären Antigenen des Blutes in Kontakt. Von hier aus können Zellen nur durch die 0,5–2,5 μ weiten Poren zwischen den Endothelzellen in den venösen Abstrom der Milz gelangen.

In bezug auf die Gefäßversorgung unter Bildung von Sinusoiden zeigen die Leber und alle Lymphknoten einen ähnlichen Aufbau wie die Milz, jedoch mit folgenden Unterschieden:

1. Lymphknoten besitzen immunologisch eine vergleichbare Kompetenz wie die Milz. Sie werden aber durch den *Lymphstrom* am Immunsystem beteiligt, so daß sie in hämatogene Ereignisse primär nicht verwickelt sind. Darüber hinaus zirkulieren durch die Milz 10- bis 20mal mehr Lymphozyten als durch alle Lymphknoten.
2. Die Leber weist nicht die zwischengeschalteten immunologischen Elemente wie Milz und Lymphknoten auf, so daß sie keine Antikörper bilden kann und unter normalen Umständen nur phagozytierende Kapazität besitzt.

Das Knochenmark ist ein weiteres Organ, welches zur Phagozytose fähig ist. Hinsichtlich dieser Funktion ist es jedoch weniger bedeutend. Es verfügt aber über Stammzellen und ist möglicherweise der Reifungsort (Bursaäquivalent) und der Aufenthaltsort langlebiger B- und T-Gedächtniszellen nach deren Rezirkulation (Nossal et al. 1966; Spencer 1975; Eichner 1979; Pabst 1981).

3.3 Funktion der Milz im einzelnen

Die Milz übt im wesentlichen 4 Funktionen aus, die im einzelnen nicht strikt voneinander zu trennen sind, nämlich

1. Reifestätte für Retikulozyten,
2. Clearancefunktion,
3. peripheres Immunorgan,
4. Speicherorgan.

3.3.1 Reifestätte für Retikulozyten

Retikulozyten werden in der Milz zurückgehalten. Sie werden verformt, wobei ihre Membranoberfläche um 1/3 abnimmt und sie ihre bikonkave Form erhalten. Kernreste werden entfernt, wobei die Gesamtzelle intakt bleibt (*Pitting-Funktion*). Peristierene Kernreste, erscheinen diese Zellen als Howell-Jolly-Körperchen im peripheren Blut.

Weitere Pitting-Funktionen schließen die Entfernung von denaturiertem Hämoglobin (Heinz-Körperchen), von Vakuolen („pitted red cells") und von Eisenkörnungen (Pappenheim-Körperchen) ein. Nach Entfernung der Milz persistieren diese Einschlüsse. Ihr Anteil kann dann im peripheren Blut bis zu 30% ausmachen.

Nach Befreiung von ihren Kernrückständen verlassen die Retikulozyten die Milz. Vier Monate später haben die nunmehr gealterten Erythrozyten ihre enzymatische Aktivität und Membranplastizität verloren. Ihre Verformbarkeit nimmt ab, so daß sie mit ihrem mittleren Durchmesser von 7,5 μ nicht mehr in der Lage sind, die maximal 2,5 μ weiten Poren oder Sinusoide zu passieren. Sie werden in der Milz abgeräumt. Damit kommt eine weitere Aufgabe der Milz zum Tragen, die *Clearancefunktion.*

3.3.2 Clearancefunktion

Eine besondere Form dieser Clearancefunktion ist das sog. *Culling:* Dies bedeutet die Entfernung abnormer Erythrozyten aus der Blutbahn.

Die Milz ist in der Lage, verschiedene korpuskuläre Blutbestandteile (überalterte eigene Blutzellen, abnorme Erythrozyten, Bakterien, korpuskuläre Antikörper und sonstige Partikel) aus der Blutbahn zu entfernen. Diese Leistung wird erbracht durch

- Filterfunktion an den Poren der Sinusoide,
- aktive immunologische Reaktionen.

Neben überalterten Erythrozyten sind auch bei verschiedenen Erkrankungen (Sphärozytose; Sicherzellanämie; mit Antikörper behaftete rote Blutzellen, Thrombozyten und weiße Blutzellen) diese korpuskulären Blutbestandteile nicht in der Lage, die Poren der Milz zu passieren. Darüber hinaus können diese Partikel, wenn sie mit Immunglobulin G ummantelt sind, während des Kontakts mit Milzmonozyten in der roten Pulpa zerstört werden. Dies ist auch der Grund dafür, daß die Milz das überwiegende Organ der Zelldestruktion bei autoimmunhämolytischen Anämien, bei der autoimmunen thrombozytopenischen Purpura und wahrscheinlich auch beim Felty-Syndrom ist.

Schließlich ist auch die Milz fähig, Malariaplasmodien aus den roten Blutzellen herauszufiltern, ohne sie zu zerstören (Eichner 1979).

3.3.3 Funktion als Immunorgan

Die Milz ist durch ihren strukturellen Aufbau und durch aktive Produktion von immunologisch wichtigen Peptiden und Proteinen sowie ihren Einfluß auf die Differenzierung zellulärer Elemente ein immunologisch sehr wichtiges Organ.

Produktion von Immunglobulinen, Tuftsin und Komplementfaktoren. In der Milz werden alle Immunglobuline gebildet, hierunter v.a. Immunglobulin M. Sie ist auch in der Lage, alle Komplementfaktoren zu produzieren. Tuftsin wird nach bisheriger Kenntnis sogar ausschließlich in der Milz hergestellt.

Reifungsorgan der B-Lymphozyten. Thymuszellen werden in der Milz nicht gebildet. Sie ist jedoch das Reifungsorgan der B-Zellen, welche aus dem Knochenmark als Vorläuferzellpool in die Milz gelangen.

Informationsaustausch zwischen Phagozyten, T- und B-Lymphozyten. Durch die Verlangsamung des Blutstroms in der Marginalzone mit einer Verweildauer der Lymphozyten zwischen 5 und 45 min ist eine enge Kooperation zwischen Phagozyten, T- und B-Lymphozyten möglich. In der Marginalzone verlassen die Lymphozyten die Blutbahn, wobei T-Lymphozyten in die periarteriolären lymphatischen Begleitscheiden einwandern. Die B-Lymphozyten dagegen treten nicht direkt in den Lymphozytenrandwall ein, sondern durchwandern zuerst die T-Region, wobei es zu einer engen Kooperation der Immunantwort kommt (Pabst 1981).

Phagozytose nichtopsonierter Antigene. Die Milz ist der entscheidende Ort zur Abwehr von Bakterien, gegen die es wenige oder keine präexistenten Antikörper gibt oder die nur im opsonierten Zustand phagozytiert werden können (z.B. kapselbildende Bakterien). So ist die Milz in Abwesenheit spezifischer Antikörper in der Lage, 60mal mehr Organismen pro Gewichtseinheit aus der Blutbahn zu entfernen als die Leber (Spivack 1977). Gut opsonierte Bakterien werden hingegen überwiegend von der Leber abgefiltert (Schulkind et al. 1967). Wenn keine spezifischen Antikörper vorhanden sind, ist die Clearancefunktion hämatogener Bakterien verzögert und von der Milzfunktion abhängig.

3.3.4 Speicherfunktion

In der Milz liegt die dichteste Ansammlung von Makrophagen vor. 20–40% der Thrombozyten werden hier gespeichert, ebenso Eisen und der Gerinnungsfaktor VIII (Bowdler 1975).

4 Abwehr von Infektionskrankheiten[1]

Die Entstehung einer Infektion vollzieht sich in mehreren Schritten. Sie geht über die
- Anhaftung eines Erregers an die Epitheloberfläche (Kolonisation),
- Epithelzellpenetration zur
- systemischen Verbreitung.

Verschiedene Erreger können jedoch auch *ohne Ausbreitung* im Körper zur Infektionskrankheit führen:
- Mykobakterien, die Erreger von Diphtherie und Keuchhusten, Vibrio cholerae und verschiedene Kolibakterien führen bereits durch die *Kolonisation* zur Erkrankung.
- Die Shigellose des Kolons entsteht durch *Vermehrung* dieser Bakterien *in den Epithelzellen.*

Die Salmonellose ist ein Beispiel für eine Infektionskrankheit, die erst durch *systemische Verbreitung* zur schweren Erkrankung führt.

4.1 Natürliche Infektionsbarrieren

Natürliche Barrieren schützen den Körper vor dem Eindringen von Mikroorganismen (Epidermis, mukoziliarer Transport des Respirationstrakts, orthograder Urintransport, Ausscheidung von ungefähr 10^{12} Bakterien täglich durch Defäkation).

Bakterizide Enzyme (Lysozym im Speichel; Peroxidase in Milch und Speichel, Tränenflüssigkeit, Nasensekret, Prostatasekret usw.), *die Magensäure, ortsständige Antikörper* vom IgA-Typ sowie *toxische Proteine* wie Fibronection auf Schleimhäuten verhindern die Kolonisation.

Überwinden Mikroorganismen diese Mechanismen, so stehen dem Körper 2 Abwehrsysteme zur Verfügung, welche eng zusammenarbeiten:
- das zelluläre System,
- das humorale System.

4.2 Zelluläres Abwehrsystem

Das systemische Abwehrsystem gegenüber einer Infektion wird unter den zellulären Elementen primär von den *phagozytierenden Zellen* bewerkstelligt, nämlich von polymorphkernigen Leukozyten und mononukleären Phagozyten.

Lymphozyten nehmen sekundär im Rahmen der *zellvermittelten Immunantwort* und der *Produktion von spezifischen Antikörpern* an der Abwehr von Mikroorganismen teil.

---

[1] Eine Übersicht aus: Roitt 1980; Cooper 1982; Drutz u. Mills 1982; Goodman 1982; Hilschmann 1982, 1983; Katz 1982; Schaffner et al. 1982; Schorlemmer 1982

4.2.1 Phagozytierende Zellen

Polymorphkernige Leukozyten und mononukleäre Phagozyten besitzen spezialisierte Rezeptoren für den Fc-Teil des IgG-Moleküls (FcG-R) und für aktiviertes C 3 aus dem Komplementsystem (C3b-R, C3d-R), wodurch die Phagozytose verstärkt wird.

4.2.1.1 Polymorpkernige neutrophile Granulozyten

Die polymorphkernigen neutrophilen Granulozyten entstehen im Knochenmark. Ihr Freisetzungsmodus ist nicht in vollem Umfang geklärt. In vitro hängt das Wachstum der Kloni aus Vorstufenzellen von der Anwesenheit eines Glykoproteins ab, welches als CSA („colony-stimulating activity") oder CSF („colony-stimulating factor") bekannt ist.

Die Hauptmenge dieses Proteins entsteht beim Menschen aus der Interaktion von Monozyten und T-Lymphozyten.

Die reifen menschlichen Neutrophilen zirkulieren mit einer Halbwertszeit von 6–7 h im Blut, bevor sie ihre Funktionsfähigkeit verlieren.

Die Aufgabe der Neutrophilen besteht vorwiegend in der Zerstörung von Mikroorganismen, die aufgrund verschiedener Eigenschaften (z.B. Kapselbildung) ihre Phaogzytose erschweren. Einmal phagozytiert, sterben diese Mikroorganismen meist ab. Sie sind deshalb überwiegend *extrazellulär pathogen.* Der Prototyp dieser Erreger ist der Pneumokokkus.

Die Phagozytose durch die Neutrophilen läuft in 4 Phasen ab:

1. Chemotaxis,
2. Adhäsion und Opsonisation,
3. Ingestion,
4. Killing.

Chemotaxis

Chemotaxis ist die Fähigkeit beweglicher Zellen, einen geeigneten chemischen Gradienten zu erkennen und durch gezielte Migration zu beantworten. Chemotaxis induzierende Faktoren (Chemotaxine) werden von Mikroorganismen gebildet. Die meisten chemotaktischen Faktoren entstehen jedoch durch Vermittlung des Komplementsystems.

Sowohl durch den klassischen als auch den alternativen Reaktionsweg aktiviert, werden die Komplementkomponenten C3 und C5 in a- und b-Fragmente gespalten. C5a ist der wirksamste, vom Komplementsystem abgeleitete chemotaktische Faktor. Auch C3a ist in dieser Beziehung sehr aktiv. Diese Faktoren bewirken eine direkte Migration von Neutrophilen, Monozyten und Eosinophilen.

Daneben gibt es noch eine Reihe weiterer Proteinsysteme, die leukotaktische Aktivität entwickeln (Kallikreinsystem, Fibrinolysesystem usw.).

Adhäsion und Opsonisation

Der nächste wesentliche Schritt der Phagozytose ist die Adhäsion der zu phagozytierenden Mikroorganismen. Manche Keime müssen jedoch vorgängig opsoniert werden, da sie durch Ausbildung gewisser Oberflächenantigene in der Lage sind, der Adhäsion und damit der Phagozytose zu entgehen. Zu den Mikroorganismen mit antiphagozytischen Oberflächenfaktoren gehören Pneumokokken, Streptokokken der Gruppe B und Haemophilus influenzae.

Erreger der Postsplenektomiesepsis sind fast ausschließlich diese kapselbildenden Bakterien, so daß der Milz eine wesentliche Funktion bei der Produktion oder Funktion der Opsonine zugeschrieben werden muß.

Die Opsonisation von Bakterien kann auf wenigstens 3 Wegen erfolgen:

Allein durch spezifische Antikörper der Subklassen IgG 1 und IgG 3. Dieser Mechanismus ist v.a. bei Pneumokokken untersucht worden. Hierbei verbinden sich gegen die Kapsel der Bakterien gerichtete Antikörper mit dem Polysaccharidantigen der Pneumokokkenoberfläche durch die Antikörperbindungsstelle, die am Fab-Teil des Globulinmoleküls lokalisiert ist. Der Fc-Teil des Moleküls ist essentiell für die Funktion als Opsonin. Er haftet sich als freier Teil an den Fc-Rezeptor an der Oberfläche des Phagozyten an und stellt damit eine Brückenbildung zwischen Bakterium und phagozytierender Zelle her (Abb. 2).

Durch spezifische Antikörper in Verbindung mit Komplement über den klassischen Reaktionsweg (C1, C4, C2). IgM oder IgG, die jedes für sich quantitativ zur Opsonisation nicht ausreichen, können nach Bindung an ein Bakterium das Komplementsystem aktivieren. An der Oberfläche von Phagozyten sind Rezeptoren für aktiviertes C3 (C3b) vorhanden. Das an die Bakterienoberfläche fixierte C3b dient als Brücke zwischen Bakterium und Phagozyt.

Unspezifisch durch Aktivierung des alternativen Reaktionsweges des Komplementsystems. Während für die Opsonisation über den klassichen Reaktionsweg Antikörper absolut notwendig sind, ist für den alternativen Reaktionsweg keine Antigen-Antikörper-Interaktion notwendig. Stattdessen kann dieser Reaktionsweg direkt durch Bakterien- oder Pilzpolysaccharide aktiviert werden, wodurch es zu einer Bindung von C3 an die Oberfläche des Mikroorganismus kommt. Die Phagozytose wird also durch den Zellrezeptor für aktiviertes C3 vermittelt.

An diesem System kann monomeres IgA (7S-Immunglobulin) beteiligt sein (zumindest bei Pneumokokken), wobei die Bindungsstelle unbekannt ist. Die genaue Rolle des alternativen Komplementweges bei der Phagozytose kapselbildender Bakterien ist nicht bekannt.

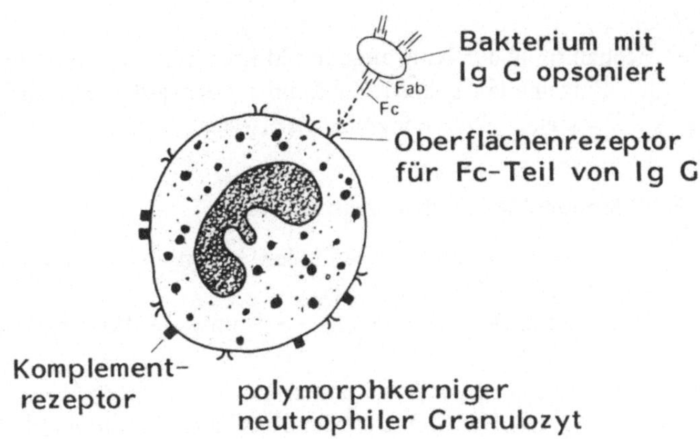

Abb. 2. Schematische Darstellung der Opsonisation eines Bakteriums durch IgG und Bindung an einen polymorphkernigen neutrophilen Granulozyten. (Stites 1982)

Möglicherweise werden einige der notwendigen Komponenten in der Milz gebildet. Obwohl die Spiegel von Faktor B und Properdin bei funktioneller Asplenie normal sind, besteht in diesen Fällen ein Mangel an C3-Proaktivatorkonvertase.

Oberflächenphagozytose, natürliche Antikörper, Tuftsin. Diese 3 Systeme sind in der Lage, in Verbindung mit den 3 hauptsächlichen Opsonisationswegen die Phagozytose von Mikroorganismen zu erleichtern. Besonders Pneumokokken besitzen Oberflächenkomponenten, die sie vor der Phagozytose in Abwesenheit von spezifischen Antikörpern schützen. Da vor dem 5. oder 6. Krankheitstag meist keine Antikörper vorhanden sind, kann das Überleben der Patienten nicht vom alternativen Komplementweg abhängen. In dieser Zeit wird evtl. eine in vitro gefundene sog. *Oberflächenphagozytose* wirksam, d.h. es werden kapselbildende Bakterien zwischen mehreren Leukozyten, zwischen Leukozyten und Gewebsoberflächen oder entlang von Leukozyten in den Zwischenräumen von Fibrinthromben eingeschlossen. Diese Oberflächenphagozytose kann von mononukleären Phagozyten oder auch von Neutrophilen herbeigeführt werden. Besonders ausgiebig umkapselte Pneumokokken vom Typ 3 können der Oberflächenphagozytose längere Zeit widerstehen.

Mehr als 80% der Kinder unter einem Jahr besitzen Antikörper gegen Pneumokokken vom Typ 7, obwohl der Anteil der Dauerträger nur ungefähr 1% beträgt. Dieses Verhalten kann durch das Vorhandensein von *natürlichen Antikörpern* erklärt werden, die offensichtlich nach Exposition gewisser Streptokokken gebildet werden, wobei eine Kreuzreaktion mit exogenen Streptokokken, z.B. vom Typ A, oder endogenen Streptokokken diskutiert wird. (Die Funktion von Tuftsin wird später erläutert.)

Ingestion

Die Ingestion von Bakterien setzt eine sequentielle Interaktion zwischen den Opsinen und den Rezeptoren an der Phagozytenmembran voraus. Die Ingestion erfolgt durch aktives Umfließen der zu phagozytierenden Partikel (Phagosome).

Aus der Fusion mit einem Lysosom entsteht das Phagolysosom, welches zur Lyse des Bakteriums führt. Ohne Fusion und bei mangelnder Lysosomaktivität ist u.U. eine Vermehrung von Bakterien möglich.

Killing

Der Mechanismus der Abtötung von Mikroorganismen innerhalb der Neutrophilen ist nicht in allen Einzelheiten geklärt. Er kann jedoch auf sauerstoffabhängigem Weg (Sauerstoffradikale) wie auch allein enzymatisch erfolgen.

4.2.1.2 Mononukleäres Phagozytosesystem

Phagozytierende mononukleäre Zellen haben ihren Ursprung in den Monoblasten und Promonozyten des Knochenmarks.

Nur die Zelle des intermediären Stadiums (= *Monozyt*) wird gewöhnlich im Kreislauf gefunden.

Das Verhältnis von zirkulierenden zu ortsständigen Monozyten beträgt beim Menschen ungefähr 1:3. Die Halbwertszeit der zirkulierenden Monozyten liegt bei 8,5 h.

Monozyten sterben nicht ab, wenn sie den Kreislauf verlassen, sondern reifen zu *Makrophagen* im Gewebe (= Histiozyten). Hierzu gehören z.B. die alveolären Makrophagen in der

Lunge, die Kupffer-Zellen in der Leber und die Makrophagen der Milzsinusoide, der Lymphknoten und des Peritoneums.

Eine Aufgabe der mononukleären Phagozyten besteht darin, Mikroorganismen zu kontrollieren, die gegenüber Neutrophilen resistent sind oder die in der Lage sind, intrazellulär zu überleben. Monozyten haben eine geringere Effizienz hinsichtlich der Phagozytose als Neutrophile. Makrophagen sind v.a. wichtig bei chronischen Infekten. Sensibilisierte Lymphozyten können die bakterizide Aktivität von Makrophagen durch direkten Zellkontakt oder durch Intervention löslicher Mediatoren oder Lymphokinine verstärken.

Umgekehrt können Makrophagen Antigene der phagozytierten Mikroorganismen an Lymphozyten zu deren Sensibilisierung vermitteln.

Auch die Phagozytose durch mononukleäre Zellen erfolgt durch Chemotaxie, Adhäsion und Opsonisation, Ingestion und schließlich Killing.

Wesentliche Unterschiede gegenüber diesen Vorgängen bei den neutrophilen Granulozyten bestehen nicht.

4.2.1.3 Zellvermittelte Immunität (Lymphozyten-Makrophagen-Interaktion)

Die erworbene Resistenz gegen eine Vielzahl intrazellulärer Krankheitserreger hat ihren Ursprung in der zellvermittelten Immunantwort, an der sowohl Makrophagen wie auch Lymphozyten beteiligt sind. Die Aktivierung von T-Lymphozyten durch Makrophagen wird größtenteils durch Interleukin-1 vermittelt.

Sensibilisierte Lymphozyten produzieren lösliche Faktoren (Lymphokinine), welche chemotaktisch auf Blutmonozyten wirken. Außerdem setzen Lymphozyten Produkte frei, welche die Phagozytoseleistung der Makrophagen aktivieren und verstärken (MAF), aber auch die Mobilisation von Makrophagen hemmen können (MIF).

Die Bedeutung der Lymphozyten bei der intrazellulären Infektionsabwehr beweist das Phänomen des *Lymphozytentransfers:* Genetisch eng verwandten Tieren wird die Immunität, z.B. gegen Tuberkelbakterien von immunisierten Tieren auf nicht immunisierte, durch alleinige Übertragung von Lymphozyten vermittelt.

Die zellvermittelte Immunität und die verzögerte lymphozytäre Spätreaktion („delayed-type hypersensitivity") unterliegen dem gleichen Mechanismus der lymphzytären Spätreaktion.

4.2.2 Lymphozyten

Die Lymphozyten sind die antigenspezifischen Komponenten des Immunsystems, die über Rezeptoren mit der Oberflächenmembran jeder immunkomponenten Zelle in Aktion treten. Jeder Rezeptor ist hoch spezifisch, und verschiedene Klone von Lymphozyten beinhalten ihre eigene einzigartige Spezifität.

Entsprechend ihrer Herkunft unterscheidet man T- und B-Zellen. Diese Ausdrücke leiten sich von 2 Organen ab, die bei der Differenzierung immunologischer Stammzellen zu den fertigen T- und B-Zellen eine große Rolle spielen: von der *T*hymusdrüse und der *B*ursa fabricii.

Letzteres ist ein lymphoides Organ der Vögel, das sich dorsal des gemeinsamen Ausgangs von Darm und Harnblase, der sog. Kloake, befindet.

Die Entfernung der Thymusdrüse bei einem jungen Tier führt zu schweren Störungen der zellulären Immunabwehr, die der Bursa fabricii zu einer nachhaltigen Beeinträchtigung der Antikörperbildung. Bei den Säugetieren, die keine Bursa fabricii haben, übernehmen möglicherweise die Lymphknoten des Darms und das Knochenmark die hormonelle Differenzierungsfunktion dieser Drüse.

4.2.2.1 Die T-Lymphozyten

Die T-Lymphozyten produzieren selbst keine zirkulierenden Antikörper, jedoch veranlassen sie Zellen zur Antikörpersekretion. Sie können in 2 Hauptgruppen eingeteilt werden:
– Regulator-T-Lymphozyten,
– Effektor-T-Lymphozyten.

Regulator-T-Zellen können die Reaktion anderer T- oder B-Lymphozyten verstärken (Helferzellen) oder unterdrücken (Suppressorzellen).

Effektor-T-Lymphozyten sind verantwortlich für die zellvermittelte Immunreaktion, wie Hautreaktion vom verzögerten Typ, Abstoßung von Transplantaten oder Tumoren und die Elimination von virusinfizierten Zellen (s. Übersicht).

T-Lymphozyten:
1. T-Vorläuferzellen;
2. regulatorische und Effektor-T-Lymphozyten:
   – Helferzellen/Inducer-Zellen,
   – Suppressorzellen/zytotoxische Zellen,
   – verzögerte Hypersensitivität,
   – Gedächtniszellen.

B-Lymphozyten:
1. B-Vorläuferzellen,
2. B-Zellen (= Plasmazellen),
3. Gedächtniszellen.

Die Interaktion der T-Zellen sind in Abb. 3 dargestellt.

4.2.2.2 Die B-Lymphozyten

B-Lymphozyten können in mehrere Subpopulationen unterschieden werden, wenn man die von ihnen gebildeten zirkulierenden Immunglobuline berücksichtigt. Die jeweiligen Vorstufen dieser Zellen werden B_α, B_γ, B_μ und B_ϵ genannt. Möglicherweise gibt es 2 verschiedene Vorstufen, nämlich Vorläufer der späteren IgM, IgG und IgA produzierenden Zellen als die eine und die der IgE produzierenden Zellen als die andere Vorstufe.

Sichere Hinweise für das Vorliegen regulativ wirkender B-Lymphozyten gibt es nicht.

Gedächtnis-B-Zellen sind funktionell wichtig für die Entwicklung der schnellen Sekundärantikörperantwort nach entsprechender Antigenexposition. Der Mechanismus der Antikörperantwort und der verschiedenen Interaktionen von Makrophagen, T- und B-Lymphozyten ist in Abb. 4 dargestellt.

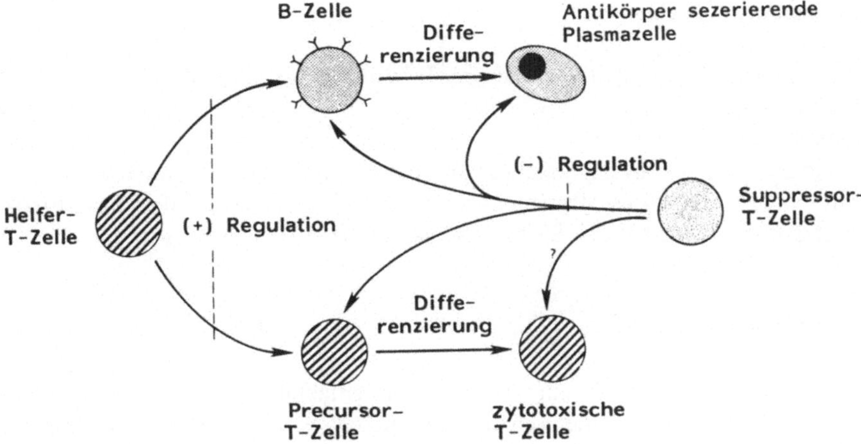

Abb. 3. Einflüsse der T-Zellregulation auf das Immunsystem. (Nach Katz 1982)

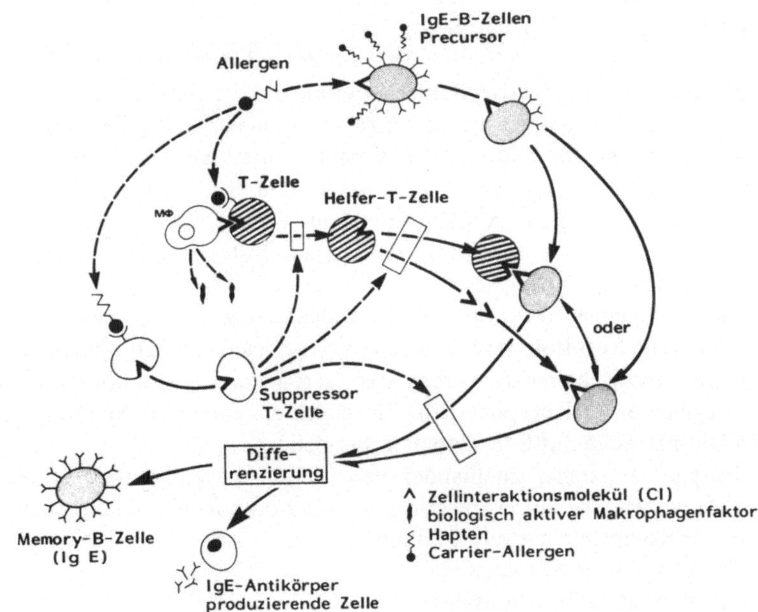

Abb. 4. Der Mechanismus der Antikörperproduktion am Beispiel von IgE. (Nach Katz 1982)

4.3 Humorales Abwehrsystem

Die bekanntesten humoralen Faktoren der Infektabwehr sind:
- das Komplementsystem,
- Lymphokine,
- Monokine (z.B. Betalysin, welches von Thrombozyten während der Koagulation gebildet wird und bakterizid ist für grampositive Mikroorganismen außer Streptokokken) als *unspezifische Faktoren* und als *spezifische Faktoren* die Antikörper.

4.3.1 Komplementsystem

Das Komplementsystem ist ein abwehr- und entzündungsamplifizierendes System. Es besteht aus wenigstens 20 chemisch und immunologisch unterschiedlichen Plasmaproteinen, die in der Lage sind, miteinander, mit Antikörpern und mit Zellmembranen zu reagieren. Weiterhin ist es befähigt, humorale und zelluläre Effektorsysteme zu verstärken, zu regulieren und sie am Reaktionsweg zu beteiligen, Histamin aus Mastzellen freizusetzen, die Migration von Leukozyten und Phagozyten zu induzieren sowie lysosomale Bestandteile aus den Phagozyten freizusetzen.

In Anwesenheit spezifischer Antikörper und eines intakten klassischen Komplementweges können gramnegative Bakterien direkt lysiert werden. Hierzu gehören Gonokokken, Meningokokken, Hämophilus influenzae, Salmonellen, Shigellen und Vibrio cholerae.

Die einzelnen Bestandteile des Komplementsystems sind normalerweise im Blutkreislauf als funktionell inaktive Moleküle vorhanden. Sie machen etwa 15% der Plasmaglobulinfraktion aus. Die nativen Vorläufermoleküle werden mit C1, C2, C3 usw. bis C9 bezeichnet und im Falle bestimmter Komponenten aus historischen Gründen Properdin, Faktor B, Faktor D usw. genannt.

Die Komplementreaktion läuft kaskadenförmig ab, d.h. die Aktivierung eines Bestandteils zieht die Reaktion des folgenden Systems nach sich. Komplement*enzyme,* die während der Aktivierung entstehen, werden gesondert gekennzeichnet (C1S, Faktor B usw.).

Fragmente der Komponenten, die durch enzymatische Spaltung entstanden sind, werden beispielsweise mit C4a, C4b usw. bezeichnet.

Es gibt 2 parallel zueinander verlaufende, jeweils jedoch voneinander unabhängige Reaktionswege, die zur Aktivierung der C3-Komponente, des letzten biologisch wichtigen Teils der Komplementsequenz führen:
- der klassische Reaktionsweg,
- der alternative Reaktionsweg.

Das Komplementsystem wird durch Kontrollproteine reguliert. Hierzu gehören die Inaktivatoren C1q-Inhibitor, C1-Esterase-Inaktivator, C3b-Inaktivator, β1H-Protein und Carboxypeptidasen (Anaphylatoxininaktivatoren).

Die Synthese des Komplementfaktoren erfolgt in Makrophagen, Monozyten, Fibroblasten, Epithelzellen, in den Kupffer-Zellen der Leber, d.h. mehr oder minder in allen „Histiozyten", besonders in den Peritoneal- und Milzmonozyten.

Die Mechanismen, die bei der Komplementaktivierung ablaufen, lassen sich in 3 Phasen gliedern:
1. Im 1. Abschnitt der Aktivierung werden die C3 spaltenden Enzyme bereitgestellt.

2. Der 2. Abschnitt ist die eigentliche biologische Leistungsphase.
3. Der abschließende 3. Abschnitt ist die gegen Membrane gerichtete zytolytische Phase.

Wesentliche Unterschiede der beiden Reaktionswege liegen nur in der Aktivierungsphase, in der auf unterschiedlichen Reaktionswegen die verschiedenen C3 spaltenden Enzyme entstehen (Abb. 5).

4.3.1.1 Klassischer Reaktionsweg

Der klassische Reaktionsweg kann aktiviert werden durch:
- Antigen-Antikörper-Komplexe oder aggregierte Immunglobuline (IgG, IgM),
- trypsinähnliche Enzyme,
- DNS,
- Staphylokokkenprotein A,
- C-reaktives Protein.

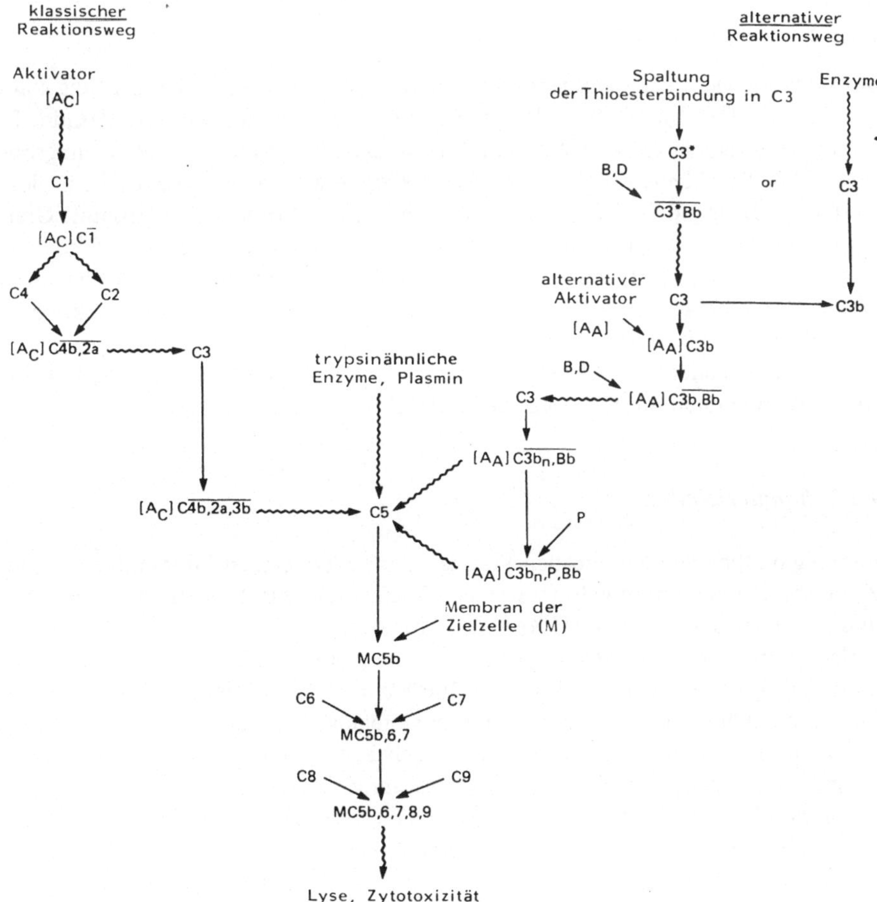

Abb. 5. Das Komplementsystem. (Nach Cooper 1982)

Die Aktivierung tritt ein durch direkte Bindung von C1 an diese Substanzen oder im Falle von Enzymen durch direkte Proteolyse von C1. Zum klassischen Reaktionsweg gehören die Komponenten C1q, C1r, C1s, C2, C3 und C4.

4.3.1.2 Alternativer Reaktionsweg

Dieser Reaktionsweg, der auch Properdinweg genannt wird, kann induziert werden durch:
- antigengebundenes IgA, IgG und IgE,
- antigengebundene F(a,b)-2-Fragmente von IgG,
- trypsinähnliche Enzyme,
- komplexe Polysaccharide,
- pflanzliche und bakterielle Lipopolysaccharide,
- Kobragiftfaktor.

Die einzelnen Komponenten sind C3, Faktor B, Faktor D, Faktor I, Faktor H und Properdin.

4.3.1.3 Reaktion von C5–C9

Der klassische wie auch der alternative Reaktionsweg münden in die Spaltung von C 5 durch C4b, 2a, 3b, C3b, Bb, C3b, P, Bp oder bestimmte Enzyme, wie z.B. Plasmin. Diese Aktivierung resultiert in einem kleinen biologisch aktiven Peptid C5a und einem größeren Fragment C5b. Das kleinere Fragment C5a ist ebenso wie das Fragment C3a in der Lage, aus Mastzellen Histamin freizusetzen; sie wirken chemotaktisch auf neutrophile Granulozyten, Monozyten und Makrophagen. Neutrophile setzen unter ihrer Einwirkung lysosomale Enzyme frei. Der plättchen-aktivierende Faktor wird durch sie aus Mastzellen und basophilen Granulozyten freigesetzt. C3a bewirkt bei Thrombozyten die selektive Freisetzung von Serotonin.

Insgesamt mündet die Aktivierung von C5 in der Bindung des Komplexes C5b, 6, 7, 8, 9 an die Zellmembran mit der Folge der Zytolyse.

4.3.2 Immunglobuline

Immunglobuline werden von den Plasmazellen sezerniert. In ihrer einfachsten monomeren Phase bestehen die Immunglobuline aus 4 Ketten, d.h. aus 2 identischen leichten (L-Ketten) und 2 identischen schweren (H-Ketten) (Abb. 6).

Das monomere Antikörpermolekül hat eine y-förmige Gestalt. Die beiden Schenkel des Y, die antigenbindenden F-Fragmente (Fab) sind mit dem Stiel des Y, dem kristallisierenden Fc-Fragment über die Scharnierregion (Hinge region) verbunden.

Die Immunglobuline treten in unterschiedlichen Klassen und Subklassen auf, die von der Aminosäuresequenz der schweren Kette bestimmt werden.

Immunglobulin M ist entwicklungsgeschichtlich das älteste Immunglobulin. Es ist das größte Antikörpermolekül, sowohl als Monomer, da es die längsten H-Ketten hat, als auch als sezerniertes Molekül, welches normalerweise als Pentamer vorliegt.

Die primäre Immunreaktion ist normalerweise eine Reaktion der IgM-Klasse. IgM ist nicht in der Lage, die Plazenta des Menschen zu passieren.

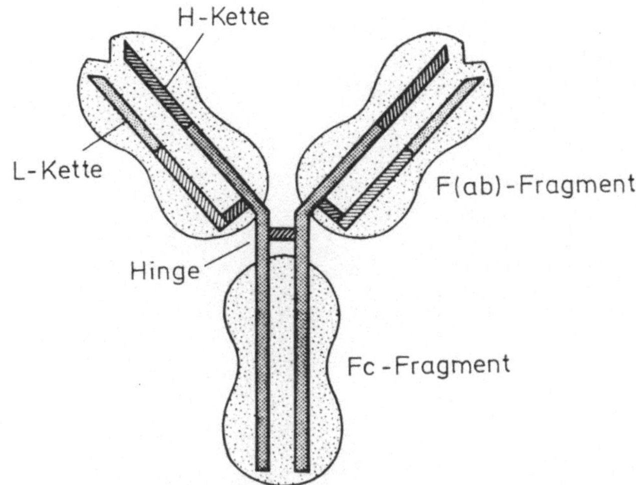

Abb. 6. Die Struktur des Antikörpermoleküls (Immunglobulin). (Nach Schorlemmer)

Immunglobulin A mit seinem sekretorischen Anteil wird aus dem Blut in die Körpersekrete, z.B. im Sekret des Magen-Darm-Traktes und mit der Milch ausgeschleust. In diesen Sekreten liegt es als Dimer, im Serum meist als Monomer vor.

Das *Immunglobulin G* kann als einziges die Plazenta passieren. Es macht ungefähr 75% aller Serumimmunglobuline aus.

Immunglobulin D liegt als monomeres Molekül vor. Im Serum ist es normalerweise nur in Spuren vorhanden. Es ist das am frühesten auftretende Immunglobulin auf der Oberfläche von menschlichen B-Lymphozyten. Seine Funktion ist im einzelnen noch unklar.

Immunglobulin E scheint eine wesentliche Rolle in der Kontrolle parasitärer und bei allergischen Erkrankungen vom Typ I bzw. vom Soforttyp zu spielen. Es wird in zunehmendem Maße bei Immunkomplexvaskulitiden gefunden.

Bei einer Immunantwort werden i.allg. zuerst Antikörper der IgM-Klasse gebildet, die nach einiger Zeit oder bei erneuter gleichartiger Infektion von Antikörpern der IgG- oder IgA-Klasse mit identischer Antigenspezifität (Ig-class-switch) gefolgt werden.

4.4 Abwehr von Virusinfektionen

Die Abwehrmechanismen von Viren wurden überwiegend *in vitro* entdeckt. Ihre Absicherung in vivo ist unvollständig.

An der Abwehr von Virusinfektionen sind überwiegend zytotoxische T-Lymphozyten beteiligt. Zudem können Antikörper die virusinfizierten Zellen anhand virusinduzierter Oberflächenstruktur zusammen mit Histokompatibilitätsstrukturen erkennen, lysieren und damit eine Virusvermehrung im Organismus verhindern oder eindämmen. An diesen Reaktionen kann auch das Komplementsystem beteiligt werden.

Sensibilisierte Lymphozyten setzen Lymphokinine als Antwort auf Virusinfektionen frei. Die am besten charakterisierten Lymphokinine sind Interferon und Interleukin-2.

5 Indikation zur Splenektomie

Wenn man unterstellt, daß die Entfernung der Milz ein erhöhtes Infektionsrisiko nach sich zieht, muß die Indikation zu dieser Operation besonders streng gestellt werden.

„Splenektomie" wird v.a. mit „traumatischer Milzruptur" assoziiert. In unserer Klinik wurde jedoch weniger als 1/4 der Splenektomien wegen einer unfallbedingten Verletzung durchgeführt.

Um einen Überblick über die Indikation zur Splenektomie zu erhalten, wurde in unserer Klinik das Krankengut der in den Jahren 1968 bis 1977 splenektomierten Patienten ausgewertet (Tabelle 1).

In Tabelle 1 fällt auf, daß Patienten mit einem M. Hodgkin mit 13,3% sehr häufig zu finden sind. Die Splenektomie wurde jedoch erst Anfang der 70er Jahre in das Behandlungskonzept dieser Erkrankung einbezogen. Der Anteil dieser Patienten ist daher aktuell noch höher. Er betrug im Jahre 1977 28,5%.

Tabelle 1. Indikation zur Splenektomie im Krankengut der Chirurgischen Klinik der Universität Erlangen-Nürnberg (1968 bis 1977) (n = 950)

Indikation	(n)	(%)
Hämatologische Erkrankungen	*210*	*22,1*
M. Hodgkin	126	13,3
Kongenitaler hämolytischer Ikterus	27	2,8
Aplastische Anämie	14	1,5
Idiopathische Thombopenie	15	1,6
Erworbene hämolytische Anämie	7	0,7
Chronische Myelose	7	0,7
Lymphatische Leukämie	3	0,3
Malignes Non-Hodgkin-Lymphom	3	0,3
Osteomyelosklerose	2	0,2
Sonstige	6	0,6
Traumatische Milzruptur	*214*	*22,5*
Intraoperative Milzverletzung	*79*	*8,3*
Operationstaktische Gründe	*395*	*41,6*
Sonstige Erkrankungen	*52*	*5,5*
Splenomegalie, Hypersplenismus	30	3,2
Lienale Hypertonie	10	1,1
Milzzyste	7	0,7
Splenorenaler Shunt	3	0,3
Milzabszeß	1	0,1
Milzinfarkt	1	0,1

Wegen einer *intraoperativen Verletzung* wurden 8,3% der Milzen entfernt. Es wurden jedoch nur dann Splenektomien als Folge von iatrogenen Läsionen gewertet, wenn es ausdrücklich im Operationsbericht vermerkt war. Die tatsächliche Häufigkeit dürfte aber höher liegen.

Aus *operationstaktischen Gründen* wird die Milz i.allg. nur im Rahmen der Tumorchirurgie entfernt, d.h. regelmäßig bei jeder Gastrektomie und ansonsten evtl. aus Gründen der Kurabilität bei Tumoren der angrenzenden Oberbauchorgane (Pankreas, Nebenniere, Niere und linke Kolonflexur) und gelegentlich bei malignen intraabdominellen Weichteiltumoren; weiterhin bei Pankreaslinksresektionen und der totalen Duodenopankreatektomie wegen einer akuten oder häufiger chronischen Pankreatitis. Bei allen übrigen Operationen ist die Entfernung der Milz *nicht* unmittelbar zu erklären. Wenn man unter diesen Gesichtspunkten die Häufigkeit der inzidentellen Splenektomien (geplante Milzentfernungen) in unserem Krankengut betrachtet (Tabelle 2), so ist bei vielen Eingriffen für die Milzexstirpation eine intraoperative *Verletzung* als Begründung wahrscheinlicher.

Werden die Eingriffe an Ösophagus und am „übrigen Kolon", am Dünndarm, Ureter, die Hemikolektomie links, die Sigma- und Rektumresektion, die Appendektomie und der Hiatushernienverschluß zu den Operationen mit akzidenteller Splenektomie gerechnet, so beträgt die Häufigkeit der Milzexstirpationen wegen einer nicht beabsichtigten intraoperativen Verletzung an der Gesamtzahl aller Splenektomien 27%.

Die Zahl der Splenektomien läßt sich vermindern, wenn die Häufigkeit intraoperativer Verletzungen reduziert wird. Die Milz besonders gefährdende Maßnahmen sind das Anschlingen des Ösophagus bei der Vagotomie (besonders, wenn dies bei Operationsbeginn vor jeglicher Skelettierung der kleinen Kurvatur erfolgt) und bei der Fundoplikation sowie

Tabelle 2. Inzidentelle (= primär geplante) und akzidentelle Splenektomien im eigenen Krankengut von 1968 bis 1977

Primär operiertes Organ		(n)	Anteil der Splenektomien wegen *dezidierter* intraoperativer Verletzung
Probelaparotomie		16	5
Ösophagus		18	2
Hiatushernienverschluß		11	6
Magen:	Gastrektomie und Resektion	106	10
	Vagotomie	29	12
Leber, Galle		21	1
Pankreas		179	12
Dünndarm		3	1
Appendektomie		1	–
Kolon:	Hemikolektomie links	7	5
	Sigmaresektion	19	8
	Rektumresektion	4	2
	Übriges Kolon	9	–
Linke Niere		42	15
Linke Nebenniere		8	–
Linker Ureter		1	–
Gesamt		474	79

die Mobilisierung der linken Kolonflexur. Sorgfältiges Vorgehen und stetiges Denken an die Verletzlichkeit der Milz vermindern jedoch die Gefahr ihrer intraoperativen Verletzung.

Der Vollständigkeit halber sind die Indikationen zur Splenektomie aus internistischer Sicht wiedergegeben (s. Übersicht, nach Eichner 1979).

Chronischer oder schwerer Hypersplenismus:
Haarzelleukämie,
Felty-Syndrom,
Agnogenische myeloische Metaplasie,
Thalassaemia major,
M. Gaucher,
Hämodialyse-Splenomegalie,
Milzvenenthrombose.

Staging oder Kontrolle einer Erkrankung:
Hereditäre Sphärozytose,
Autoimmunthrombozytopenie oder Hämolyse,
M. Hodgkin.

6 Folgen des Milzverlustes

6.1 Postoperative Infektionen

Infektionen nach Splenektomien erlangten deshalb besonderes Interesse, weil oft noch nach Jahren tödlich verlaufende Infektionserkrankungen auftreten, die dem Verlust der Milz zugeschrieben werden.

Es stellt sich jedoch auch die Frage, ob nicht auch unmittelbar *postoperativ* auftretende Infektionen allein durch den Verlust dieses Organs zu erklären sind.

Den Chirurgen sind von jeher als typische Komplikation der Splenektomie bekannt:
- der subphrenische Abszeß links,
- der linksseitige Pleuraerguß,
- basale Atelektasen des linken Unterlappens.

Sie lassen sich zwanglos dadurch erklären, daß es entweder durch unzureichende Blutstillung zu einem subphrenischen Hämatom kommt, welches durch Keimaszension über liegende Drainagen infiziert wird. Eine weitere oder zusätzliche Abszeßentwicklung ist durch die intraoperative Verletzung des Pankreasschwanzes mit nachfolgender Pankreasfistel oder Ausbildung von Pankreasschwanznekrosen zu erklären.

Die Häufigkeit eines subphrenischen Abszesses nach alleiniger Splenektomie wird in der Literatur zwischen 4 und 8% angegeben (Thiele u. Saeger 1978; Seufert 1983).

Die Häufigkeit von Wundheilungsstörungen nach Splenektomie beträgt etwa 5–10%. Sie ist damit vergleichbar mit anderen sterilen Oberbaucheingriffen. Bauchdeckeninfektionen treten mit 15–20% nach Splenektomien bei Patienten mit einer Leberzirrhose, maligner Grundkrankheit oder unter Steroidbehandlung häufiger auf (Seufert 1983).

An weiteren infektiösen Komplikationen werden Harnweginfekte, Pneumonie und schließlich die Sepsis beobachtet. Insgesamt schwankt die Häufigkeitsangabe dieser Komplikationen erheblich. Sie wird zwischen 1–35% angegeben (Francke 1981).

Ursache des Harnweginfekts nach Splenektomie ist überwiegend der Katheterismus der Harnblase (Edwards u. Digioia 1976).

Francke (1981) beobachtete bei 54% eine Pneumonie nach Splenektomie bei Patienten mit einem Karzinom verglichen mit 28–31% bei denjenigen ohne ein malignes Grundleiden. 16,6% der Patienten mit einem malignen Tumor entwickelten einen subphrenischen Abszeß, verglichen mit 0–6% der übrigen Patienten. Die präoperative Gabe von Antibiotika hatte auf die Entwicklung infektiöser Komplikationen keinen Einfluß.

Harder et al. (1977) fanden eine Häufigkeit infektiöser Komplikationen nach Splenektomie von 9% wegen isolierter Milzverletzung, von 25% bei Hodgkin-Patienten, von 34% bei sonstigen hämatologischen Erkrankungen und von 67% nach iatrogener Milzverletzung.

Um uns einen Eindruck des Infektionsproblems nach Entfernung der Milz zu verschaffen, haben wir uns mit postoperativen Infektionen aus unserem Krankengut auseinandergesetzt.

Tabelle 3. Komplikationsraten nach 950 Splenektomien in der Chirurgischen Klinik der Universität Erlangen-Nürnberg von 1968 bis 1977

Indikation	(n)	Alle postoperativen Komplikationen[b] (%)	Subphrenischer Abszeß (%)	Sonstige Infektionen (%)	Letalität (%)
M. Hodgkin	126	2	–	1	0
Sonstige hämatologische Erkrankungen	84	6	–	5	2
Sonstige Erkrankungen[a]	52	15	–	4	10
Traumatische Milzruptur	214	8	0,4	23	
Isolierte Milzruptur	122	5	–		2,5
Multitrauma	92	12	1		50
Sekundäre Splenektomie (Tumorchirurgie, iatrogene Verletzungen)	474	11	3		14

[a] Splenomegalie, lienale Hypertension, Milzzyste, splenorenaler Shunt, Milzabszeß, Milzinfarkt.

[b] Gastrointestinale Blutung, respiratorische Insuffizienz, Magen- und Darmfisteln, Pankreatitis, Verbrauchkoagulopathie, Nachblutung, Ileus, Seropneumothorax

6.1.1 Häufigkeit infektiöser Komplikationen im eigenen Krankengut

Unter 950 Splenektomien, die in der Chirurgischen Universitätsklinik Erlangen zwischen 1968 und 1977 durchgeführt wurden, lag die Häufigkeit eines subphrenischen Abszesses – in Abhängigkeit von der Grundkrankheit – zwischen 0,4 und 3%. Sonstige infektiöse Komplikationen wie Bauchdeckenabszesse und gravierende Pneumonien traten zwischen 1 und 5% auf. Infektionsfolgen der traumatischen Milzruptur und der sekundären Splenektomien wurden nicht berücksichtigt, da eine retrospektive Auswertung infolge Begleitverletzungen und anderer Grundkrankheiten nicht sinnvoll erschien (Tabelle 3).

Da dieses Krankengut insgesamt sehr inhomogen ist und Patienten mit Multitraumen oder verschiedenen Grundkrankheiten enthält, hierbei insbesondere maligne Organtumoren oder Systemkrankheiten, haben wir 2 weitere Patientengruppen mit der Frage nach unmittelbar postoperativ aufgetretenen ungeklärten Infektionen untersucht.

6.1.2 Infektionen bei Patienten mit benignem gastroduodenalem Ulkus

Krankengut

Vom 1. Januar 1966 bis 31. Dezember 1979 wurden in unserer Klinik 40 Patienten wegen eines gutartigen gastroduodenalen Ulkusleidens operiert, wobei sie wegen einer intraoperativen Verletzung der Milz zusätzlich splenektomiert wurden.

Bis zum 31. Dezember 1973 erfolgte die Behandlung durch Magenresektion nach Billroth I oder II, von diesem Zeitpunkt an durch proximale selektive Vagotomie. In allen Fällen ergab die histologische Untersuchung der Milz keine organeigene Erkrankung.

Dieser Gruppe wurde eine Kontrollgruppe von Patienten zugeordnet, welche mit den Patienten der 1. Gruppe folgende Gemeinsamkeiten aufwies:

- Art der Grundkrankheit (Magen- oder Duodenalulkus),
- Alter (erlaubte Abweichung ± 5 Jahre),
- Geschlecht,
- Operationsmethode,
- Operationsjahrgang,
- Broca-Index (erlaubte Abweichung ± 5%),
- Operationsdringlichkeit (elektiv-notfallmäßig),
- Allgemeinzustand unter Berücksichtigung von EKG, Lungenfunktion und Hämoglobin (mit einer erlaubten Abweichung von ± 1,5%),
- keine konkomitierende Erkrankungen.

Das Krankengut der beiden Gruppen ist in Tabelle 4 charakterisiert.

Von den magenresezierten Patienten mit Splenektomie starb postoperativ ein Patient. Er war wegen einer akuten Magenblutung operiert worden.

Wegen einer Nachblutung wurde er am folgenden Tag relaparotomiert. Er starb in der respiratorischen Insuffizienz.

Von den vagotomierten Patienten mit Splenektomie starben 3 postoperativ. Alle 3 waren ebenfalls notfallmäßig operiert worden. Es handelte sich um 2 akute Blutungen und um eine Ulkusperforation in den Dickdarm. Alle 3 Patienten mußten in der Folgezeit nochmals relaparotomiert werden. Der Tod war jeweils durch operationseigene Komplikationen (2mal Pankreasschwanznekrose und subphrenischem Abszeß, respiratorische Insuffizienz) zu erklären. In den beiden Kontrollgruppen starb kein Patient. Die Letalität, bezogen auf die Gesamtzahl der splenektomierten und zusätzlich vagotomierten Patienten, betrug 9,4% und bezogen auf die notfallmäßig operierten Patienten 37,5%. Vergleichsweise betrug die Letalität der Patienten, die zwischen 1974 und 1977 notfallmäßig vagotomiert worden waren, ohne daß die Milz entfernt wurde, lediglich 5,3%.

Tabelle 4. Postoperative Komplikationen der akzidentellen Splenektomie bei der Ulkusresektion des Magens bzw. der Vagotomie, verglichen mit einer Kontrollgruppe im eigenen Krankengut. (*m* männlich, *w* weiblich)

Operationsverfahren	Geschlecht (m/w)	Durchschnittsalter (Jahre)	Postoperativ gestorben	Postoperative infektiöse Komplikationen (nicht letal)
1 Magenresektion (1966–1973)				
Splenektomie (n = 13)	10/3	55,8	1	1 subphrenischer Abszeß
Kontrollgruppe (n = 13)	10/3	54,4	–	–
2 Vagotomie (1974–1979)				
Splenektomie (n = 32)	28/4	48,3	3	1 Klebsiellenenteritis 1 Pankreasfistel 1 Fieber bis 39°C ohne Ursache
Kontrollgruppe	28/4	43,4	–	–

An schwerwiegenden postoperativen Infektionen traten bei den splenektomierten Vagotomiepatienten je eine Klebsiellenenteritis, eine Pankreasschwanzfistel und einmal Fieber bis 39° auf, ohne daß hierfür eine erkennbare Ursache gefunden wurde.

In der Gruppe der splenektomierten Patienten mit Magenresektion entwickelte sich einmal ein subphrenischer Abszeß. Wesentliche Infektionen traten in den Kontrollgruppen nicht auf.

6.1.3 Infektionen nach Splenektomie wegen eines Traumas

Krankengut

In den Jahren 1967 bis 1981 wurden in unserer Klinik 301 Patienten nach einem Trauma splenektomiert. Es handelte sich um 30 solitäre Milzverletzungen; bei 271 Patienten lagen darüber hinaus weitere Verletzungen vor. Betroffen waren 98 weibliche und 203 männliche Verletzte. Das Durchschnittsalter lag bei 29,8 Jahren. Die überwiegende Mehrheit der Patienten war um 20 Jahre alt (n = 64). Postoperativ starben 86 Patienten, davon 2 mit einer solitären Milzverletzung (6,7%) und 84 mit einem Multitrauma (31%) (Tabelle 5).

Häufigste Todesursache waren die Folgen schwerer zerebraler Verletzungen (45%) (Tabelle 6). Es folgten die Verblutung innerhalb von 48 h (17%) und die respiratorische Insuffizienz (12%).

Septische Begleiterkrankungen traten bei mehreren Patienten auf, z.B. eitrige Bronchopneumonie als Folge der Langzeitbeatmung und Schlingenabszesse durch eine Dünndarmperforation oder ein subhepatischer Abszeß als Folge einer Gallefistel. Hierbei handelt es sich jedoch um protrahiert verlaufende septische Erkrankungen, die durch die Unfallfolgen zu erklären waren.

Tabelle 5. Postoperative Letalität der Splenektomie wegen eines Traums (n = 301). (Chirurgische Universitätsklinik Erlangen 1967–1980)

	Begleitverletzungen		Gestorbene (n)	Gestorbene (%)	Gestorbene (n)	Gestorbene (%)
Solitäre Milzruptur (n = 30)					2	6,7
Mehrfachverletzungen (n = 271)	Weitere intraabdominelle Verletzungen	(n = 155)	50	32	84	31
	Schädelhirntrauma	(n = 131)	57	44		
	Thoraxtrauma	(n = 124)	54	44		
	Beckenfrakturen, Weichteilverletzungen am Stamm	(n = 51)	28	55		
	Wirbelfrakturen	(n = 13)	8	62		
	Extremitätenverletzungen	(n = 126)	48	38		
Gesamt					86	28,6

Tabelle 6. Postoperative Todesursache bei Patienten, die wegen eines Traumas splenektomiert wurden. (Eigenes Krankengut 1967 bis 1981; n = 86)

Todesursache	(n)	(%)
Zerebral	39	45,3
Verblutung innerhalb 48 h	15	17,4
Respiratorische Insuffizienz	10	11,6
Protrahierter Schock, Nierenversagen	12	14,0
Sepsis durch Unfallfolgen	5	5,8
Postsplenektomiesepsis (?)	1	1,2
Pankreatitis	3	3,5
Fettembolie	1	1,2

Bei 5 gestorbenen Patienten stand ein akutes septisches Krankheitsbild im Vordergrund:

- Eine Patientin mußte wegen mehrfacher Nachblutungen wiederholt relaparotomiert werden. Bis zu ihrem Tode erhielt sie 39 Konserven Blut. Sie starb schließlich am Mehrorganversagen, wobei die Sepsis im Vordergrund stand.
- Bei einem Patienten wurde wegen einer Perforation Dünndarm reseziert. Anschließend traten Schlingenabszesse auf, an denen der Patient 5 Tage nach dem Unfall in der Sepsis starb.
- Ein weiterer Patient mit einem zusätzlichen schweren Schädel-Hirn-Trauma und einem zervikalen Querschnittssyndrom entwickelte einen subphrenischen Abszeß, an dem er letztlich starb.
- Eine Patientin mit Extremitäten-Becken-Frakturen, schwerem beidseitigen Thoraxtrauma, Schädel-Hirn-Trauma und zusätzlichen Leberrupturen wurde wegen eines subphrenischen Abszesses links eine Woche nach dem Unfall relaparotomiert. Dreieinhalb Monate später wurde wegen eines Hydrozephalus ein Spitz-Holter-Ventil eingelegt, welches sich infizierte. Die Patientin starb an einer eitrigen Meningitis und dadurch bedingter allgemeiner Sepsis.

Auch bei diesen 4 Patienten waren die septischen Komplikationen durch die Schwere der Unfallverletzungen oder durch lokale Komplikationen der Splenektomie zu erklären. Sie starben nicht an dem klassischen Bild der foudroyanten Postsplenektomiesepsis.

Ein Patient starb jedoch 20 Tage nach dem Unfall an einer Sepsis, als deren Erreger Proteus mirabilis aus dem Blut isoliert werden konnte. Bei der Sektion wurde kein septischer Herd gefunden. Dieser septische Verlauf weicht von den ansonsten in der Abdominalchirurgie bekannten septischen Komplikationen vollkommen ab. Ein Zusammenhang in diesem Fall mit dem Verlust der Milz wäre daher denkbar.

Bei den 215 überlebenden Patienten traten postoperativ bei 11% Komplikationen auf (Tabelle 7). Bei 4,7% handelte es sich dabei um septische Komplikationen (subphrenischer Abszeß, Bauchdeckenabszesse und septische Temperaturen ohne morphologisches Substrat). Die septischen Komplikationen waren wiederum jeweils durch Unfallfolgen oder typische postoperative Komplikationen (z.B. intraoperative Verletzungen des Pankreasschwanzes) zu erklären.

Tabelle 7. Postoperative Komplikationen bei überlebenden Patienten, die wegen eines Traumas splenektomiert wurden (n = 215)

Komplikation	(n)
Subphrenischer Abszeß	4
Ileus	3
Streßulkus	4
Nachblutung	2
Septische Temperaturen	3
Bachdeckenabszeß	2
Platzbauch	1
Mesenterialvenenthrombose	1
Enterokutane Fistel	3
Gelenkempyem	1

6.1.4 Zusammenfassende Beurteilung postoperativer Komplikationen nach Splenektomie

Intraabdominelle Infektionen unmittelbar nach Exstirpation der Milz sind fast immer durch Folgen des Eingriffs selbst zu erklären, wobei Hämatome im linken Oberbauch und Verletzungen des Pankreasschwanzes überwiegen. Selten ist auch einmal eine Nekrose der Magenwand oder des Kolons Ursache für einen solchen Abszeß. Aber auch hierbei liegen unmittelbare Folgen des chirurgischen Eingriffs vor.

Die sog. linksseitige basale Pneumonie ist nur eine sekundäre Erkrankung. Meistens ist sie Folge eines subphrenischen Abszesses oder Hämatoms. Mindestens genauso häufig dürfte sie aber durch Atelektasen bedingt sein, die ihren Ursprung in der unzureichenden Expektoration infolge des Wundschmerzes haben.

Insgesamt haben bei unseren Patienten, die wegen eines Traumas oder akzidentell während einer Ulkusoperation splenektomiert worden waren, nur *in einem Fall* einen septischen Verlauf gesehen, der möglicherweise Folge einer Postsplenektomieinfektion war. Diese niedrige Inzidenz an Postsplenektomieinfektionen im eigentlichen Sinne unmittelbar postoperativ ist möglicherweise dadurch zu erklären, daß intra- und postoperativ bei fast allen Patienten Vollblutkonserven, verschiedene Plasmafraktionen, hierbei u.U. sogar Gammaglobuline und außerdem Antibiotika mit breitem Wirkungsspektrum verabreicht werden. Hohes Fieber nach der Entfernung der Milz muß nicht immer eine infektiöse Ursache haben. Mowah u. McFadzean (1974) beobachteten bei Patienten mit Fieber ohne eine bakterielle Infektion während der Fieberperioden leukoagglutinierende Antikörper, die mit Beendigung des Fiebers verschwanden. Sie konnten dieses Phänomen durch Injektion von Antikörpern gegen weiße Blutzellen bei Kaninchen nachvollziehen.

Dieses Phänomen ist seit langem unter dem Begriff „Milzfieber" bekannt.

6.2 Spätinfektionen nach Splenektomie

Spätinfektionen, oft noch mehrere Jahre nach Entfernung der Milz, führten wegen ihres zudem foudroyanten Verlaufs zur Formulierung der Begriffe „Postsplenektomieinfektion" und „OPSI".

6.2.1 Klinisches Bild der Postsplenektomieinfektion

Uncharakteristische Erstsymptome und der *foudroyante Verlauf* mit frühzeitiger Schocksymptomatik und häufigem tödlichen Ausgang meist innerhalb von 24 bis längstens 72 h erschweren die Diagnose der Postsplenektomiesepsis.

Der Beginn ist heimtückisch mit leichtem Fieber, grippeähnlichen Beschwerden wie Kopfschmerzen, Tonsillitis, Pharyngitis sowie gelegentlich Durchfall und Erbrechen. Ab und zu werden auch vor dem eigentlichen akuten Einsetzen des Krankheitsbildes mehrere Tage bis Wochen dauernde diskrete uncharakteristische Beschwerden angegeben.

Innerhalb kurzer Zeit nach Krankheitsbeginn kommt es zu hohem Fieber, Eintrübung der Bewußtseinslage, respiratorischer Insuffizienz und Zyanose. Häufig tritt eine disseminierte intravaskuläre Gerinnung ein.

Der Verlauf kann so stürmisch sein, daß diese Patienten unter der Diagnose eines Hitzschlages behandelt werden. Häufig ist das Krankheitsbild überhaupt nicht einzuordnen: Ein Patient, der in unserer Klinik splenektomiert worden war und Jahre später an einer Postsplenektomieinfektion starb, wurde wegen des mysteriösen klinischen Bildes, das seinen Tod verursachte, auf staatsanwaltliche Veranlassung hin obduziert.

Im Falle einer tödlichen Sepsis ist ein Infektionsherd, wie z.B. eine Pneumonie, meist nicht aufzufinden. Eine Meningitis dagegen liegt häufig vor (King u. Shumacker 1952; Whitacker 1969; Ramsay u. Bouskill 1973; Pearson et al. 1974; Hyslop u. Rosenblatt 1975; Kitchens 1977; Rice and James 1980; Wybitul u. Böhm 1982; Gelfand 1983).

Ein weiteres Charakteristikum der Pneumokokkensepsis bei Splenektomierten ist der extrem hohe Grad der Bakteriämie. Bis zu 10^6 Pneumokokken/ml Blut werden erreicht. Eine derart hohe Zahl von Bakterien wird selbst im Falle fataler Pneumokokkeninfektionen bei intakter Milz nie gefunden. Hierbei wurden höchstens 200 Bakterien/ml gezählt.

Wahrscheinlich ist diese hochgradige Bakteriämie verantwortlich für die disseminierte intravasale Gerinnung. Sie ist möglicherweise bedingt durch die Bildung von Antigen-Antikörper-Komplexen, hervorgerufen durch Pneumokokkenpolysaccharide. Sie führen zu einer Aggregation der Thrombozyten. Ebenso ist eine Aktivierung des Komplementsystems möglich; v.a. das Fragment C5a ist in der Lager, Neutrophile zu aggregieren, so daß es zur Freisetzung von proteolytischen Enzymen (Thromboxan), von plättchenaktivierenden Faktoren sowie von toxischen freien Radikalen kommt, welche das Endothel schädigen und darüber hinaus die Thrombosierung verstärken (Gelfand 1983).

6.2.2 Erreger der Postsplenektomiesepsis

Als Erreger der Postsplenektomiesepsis wurden fast ausschließlich kapselbildende Bakterien isoliert, hierbei am häufigsten Pneumokokken (Tabelle 8). Sie machen etwa 50% aller Sepsisfälle aus. In einzelnen Berichten beträgt ihr Anteil bis zu 80%.

Die Babesiose wurde beim Menschen bisher nur bei Splenektomierten gefunden. Weitere seltene Erreger sind ein anaerobes gramnegatives Stäbchen, welches als DF-2 bezeichnet wird, sowie Bartonella bacilliformis und Lysteria monocytogenes (Francke 1981; Gelfand 1983).

Bei Kindern sind Haemophilus influenza und Meningokokken die überwiegenden Erreger einer Bakteriämie. Eine Sepsis durch Pneumokokken wird in diesem Alter häufiger bei der Sichelzellanämie gefunden (Hyslop u. Rosenblatt 1975).

Tabelle 8. Häufigkeit der verschiedenen Erreger einer Postsplenektomiesepsis. (Nach Eraklis et al. 1967; Singer 1973; Pearson et al. 1974; Moxon u. Schwartz 1980)

Erreger		Häufigkeit des Auftretens (%)
Streptococcus pneumoniae		48(–80)
Neisseria meningitidis		12–15
Haemophilus influenzae		8–15
Escherichia coli		11
Streptokokken A. u. a., Staphylokokken	je	8
Pseudomonas aeruginosa, DF-2, Babesia microti, Plasmodium malariae, Salmonellen, Klebsiella pneumoniae, Bartonella bacilliformis, Lysteria monocytogenes	}	vereinzelt

Singer (1973) fand die Pneumokokkentypen 6, 22 und 23 bei Postsplenektomieinfektionen wesentlich häufiger vertreten als bei einer Pneumokokkensepsis bei Nichtspelenktomierten, Giebink et al. (1979) fanden 4, 6, 13, 18 und 23.

Virusinfektionen treten nach bisheriger Kenntnis nach Entfernung der Milz nicht gehäuft auf (Hütteroth u. Meyer zum Büschenfelde 1983), allerdings ist möglicherweise die Letalität der infektiösen Hepatitis bei Milzlosen erhöht (Herfarth 1975).

Monfardini et al. (1975) beobachteten bei 16% ihrer Patienten mit einem Lymphom nach Splenektomie (n = 232) eine Dissemination von Herpes-Zoster-Viren, im Vergleich dazu jedoch nur in 9% bei Patienten mit intakter Milz (n = 175).

Auch eine Malariainfektion ist u.U. nach Splenektomie häufiger (Giebink et al. 1979).

6.2.3 Infektionsweg

Auf der Suche nach der Eintrittspforte der Erreger einer Postsplenektomiesepsis fällt auf, daß die Verteilung der Erreger einer *bakteriellen Pneumonie* unter der Allgemeinbevölkerung nahezu identisch ist mit derjenigen der Postsplenektomiesepsis (Gartman 1980) (Tabelle 9).

Aufgrund dieser Übereinstimmungen dürfte der Respirationstrakt als wesentliche Eintrittspforte in Frage kommen. Diese Annahme wird auch von Dickerman (1981) geteilt.

6.2.4 Intervall, Häufigkeit und Prognose der Postsplenektomieinfektionen

6.2.4.1 Intervall zwischen Splenektomie und Postsplenektomiesepsis

Unmittelbar postoperativ treten Postsplenektomieinfektionen gewöhnlich nicht auf (Kitchens 1977). Es sind jedoch Fälle berichtet, die sich noch nach 40 Jahren ereigneten (Giebink et al. 1979).

Ob diese Infektionen mit zunehmendem zeitlichem Abstand zur Operation abnehmen, wird nicht einheitlich beurteilt. Ramsay u. Bouskill (1973), Balfanz et al. (1976), Giebink

Tabelle 9. Häufigkeit der verschiedenen Erreger einer bakteriellen Pneumonie, (Gartmann 1980)

Erreger	Häufigkeit des Auftretens (%)
Pneumokokken	46,5
Haemophilus influenzae	23,6
Neisserien	10,7
Staphylokokken	6,9
Vergrünende Streptokokken	3,8
Enterobakterien	3
Streptococcus pyogenes	1,5
Andere Keime	3,8

et al. (1979) und Rice u. James (1980) sahen überwiegend spätauftretende Infektionen nach 8 und mehr Jahren. Demzufolge sieht Ramsay keinen Hinweis, daß das Risiko innerhalb der ersten 3 Jahre am größten sei. Nach seiner Erfahrung treten 70% mehr als 2 Jahre und 40% mehr als 5 Jahre nach der Splenektomie ein. Giebink et al. haben innerhalb des 1. postoperativen Jahres keine Postsplenektomieinfektion gesehen.

Im Gegensatz dazu beobachtete eine Reihe von Autoren, daß Postsplenektomieinfektionen ganz überwiegend innerhalb der ersten 3 postoperativen Jahre eintraten (Horan u. Colebatch 1962; Donaldson et al. 1972; Singer 1973; Claret et al. 1975; Walter 1976; Kitchens 1977; O'Neal u. McDonald 1981). Nach der Erfahrung dieser Autoren ereignen sich mindestens 75% innerhalb von 2 Jahren und wenigstens 50% innerhalb von 12 Monaten nach der Operation.

6.2.4.2 Häufigkeit und Prognose der Postsplenektomieinfektionen

Bei gesunden Kindern tritt innerhalb der ersten 5 Jahre ihres Lebens in 0,7% eine bakterielle Meningitis oder eine Sepsis auf, wobei die Letalität der Sepsis 0,01% beträgt (Singer 1973). Nach Weise (1982) liegt die durchschnittliche Letalität einer Meningokokkenmeningitis in der Bundesrepublik Deutschland bei 8,7%, wobei das Letalitätsrisiko mit 17,7% bei Säuglingen und mit 27,5% bei den über 65jährigen wesentlich höher als bei den übrigen Altersgruppen ist.

Die Letalität einer Pneumokokkenpneumonie liegt im Durchschnitt bei fast 18%. Bei zusätzlicher extrapulmonaler Beteiligung steigt sie auf über 50% an (Muck u. Pohle 1979).

Häufigkeit und Prognose in Abhängigkeit vom Alter

Wenn man von Postsplenektomieinfektionen spricht, so sollte man nur die generalisierte Sepsis bzw. Bakteriämie sowie die bakterielle Meningitis einbeziehen. Gelegentlich werden in der Literatur jedoch alle bakteriellen Infektionen, wie z.B. Tonsillitiden, Furunkulose oder auch postoperative intraabdominelle Infektionen hinzugerechnet.

Die 1. Mitteilung gehäufter Postsplenektomieinfektionen publizierten King u. Shumacker im Jahre 1952. Sie berichteten über 5 Fälle einer Sepsis bei Kindern unter 6 Monaten.

Postsplenektomieinfektionen können nicht nur im Kindes-, sondern in jedem Erwachsenenalter auftreten (Hyslop u. Rosenblatt 1975; Ramsey u. Bouskill 1973; Krivit et al. 1979; Übersicht bei Francke 1981; Übersicht bei Seufert 1983).

Häufigkeitsangaben von Postsplenektomieinfektionen differieren in der Literatur erheblich. Wahrscheinlich ist dies dadurch bedingt, daß entweder ausschließlich Kinder erfaßt wurden, daß der Begriff der Postsplenektomieinfektion zu großzügig verstanden wurde oder daß das eine oder andere Krankengut mit unterschiedlicher Genauigkeit erfaßt wurde.

Insgesamt wird das Risiko einer Postsplenektomieinfektion bei Entfernung der Milz vor dem 5. Lebensjahr größer eingeschätzt im Vergleich zum späteren Lebensalter, besonders hoch aber vor dem 2. Lebensjahr (Singer 1973; Claret et al. 1975; Francke 1981; Gelfand 1983).

Verschiedene Häufigkeitsangaben zur Inzidenz und Letalität sind in Abhängigkeit vom Alter in Tabelle 10 wiedergegeben.

Die erhöhte Anfälligkeit gegenüber einer Postsplenektomiesepsis in den ersten Lebensjahren läßt sich zwanglos erklären:

- Immunglobulin M, welches bei der Abwehr von Bakterien eine wesentliche Rolle spielt, erreicht am Ende des 1. Lebensjahres die Hälfte des Serumspiegels Erwachsener. Dieser Wert bleibt dann mehrere Jahre unverändert, und erst nach dem 5. Lebensjahr erfolgt ein allmählicher weiterer Anstieg (Stites 1982).
- Antikörper werden vor dem 2. Lebensjahr nur mangelhaft gebildet.
- Die Milzfollikel haben erst mit Beendigung des 1. Lebensjahres ihre morphologische Reife erreicht.

Tabelle 10. Häufigkeit und Letalität von Postsplenektomieinfektionen in Abhängigkeit vom Alter zum Zeitpunkt der Milzexstirpation (bezogen auf die Gesamtzahl der erfaßten Splenektomien) ([a] bezogen auf die Anzahl der an einer Postsplenektomiesepsis erkrankten Patienten)

Autor	Alter	Inzidenz (%)	Letalität (%)
King 1952	< 6 Monate	100	20
Horan 1962	< 11 Jahre	50	
	> 11 Jahre	2,3	
Eraklis 1967	0– 5 Jahre		12,3
	5–21 Jahre		3
Balfanz 1976	Kinder		88[a]
	Kinder und Erwachsene		66[a]
Töns (zitiert nach Schmid 1976)	< 5 Jahre		8–20
	> 5 Jahre		3– 5
Kitchens 1977		0,5–1 pro Jahr in den ersten Lebensjahren	
Francke 1981	Kinder	1,5–16	0,8–7,2
	Erwachsene	0 –11	0 –7,4

– Auch im Tierversuch läßt sich die erhöhte Infektionsempfindlichkeit junger Tiere nachweisen: Die Letalität von Mäusen ist nach Pneumokokkenexposition bei 4 Wochen alten Tieren erheblich höher als bei 5 Monate alten (Ramsey u. Bouskill 1973).

Häufigkeit und Prognose der Postsplenektomieinfektionen in Abhängigkeit von dem Grundleiden

Die Häufigkeit einer schweren Postsplenektomieinfektion wird in der Literatur ohne Berücksichtigung des Grundleidens zwischen 0 und 36% angegeben.

Das Wiskott-Aldrich-Syndrom (ekzematöse Dermatitits, Thrombozytopenie, Blutungsneigung, erhöhte Infektionsanfälligkeit, IgM-Mangel, Lymphopenie) ist mit einer noch höheren Infektionsrate verbunden, welche jedoch bereits durch das Grundleiden zu erklären ist. Weiterhin haben Patienten, die vor einer Organtransplantation zur Verringerung des Abstoßungsrisikos splenektomiert wurden, ebenfalls eine außerordentlich hohe Infektgefährdung, welche sich in einer Letalität bis zu 27% ausdrückt (Francke 1981).

Die geringste Infektionsgefährdung besteht bei Patienten, die wegen eines Traumas splenektomiert wurden, die höchste bei lymphoretikulären Erkrankungen. Das Risiko, an einer *schweren bakteriellen Infektion* zu erkranken, liegt bei einem posttraumatisch Splenektomierten etwa 50mal höher als bei einem Gesunden (Krivit et al. 1979).

Bei Patienten mit lymphoretikulären Erkrankungen steigt diese Gefahr auf bis das 300fache an (Barret-Connor 1971; Gelfand 1983).

Barret-Connor gibt folgende orientierende Zahlen hinsichtlich des *Meningitis*risikos der splenektomierten Patienten mit einer Sichelzellanämie im Verhältnis zur Normalbevölkerung an:

– Pneumokokkenmeningitis 85fach
– Haemophilus-influenzae-Meningitis 116fach
– Meningokokkenmeningitis 300fach.

Im einzelnen werden folgende Häufigkeitsangaben schwerer Postsplenektomieinfektionen bei den jeweiligen Grundkrankheiten gemacht:

– Trauma 1,5–6,3%
– Morbus Hodgkin 5–20%
– Thalassämie bis 25%
– Sphärozytose 3–3,5%

(Literatur bei: Horan u. Colebatch 1962; Erickson et al. 1968; Singer 1973; Claret et al. 1975; Kiesewetter 1975; Keramidas 1979; Francke 1981; Gelfand 1983).

Die *Mortalitätsangaben* der Postsplenektomieinfektionen liegen zwischen 0 und 30%. Robinette u. Fraumeni (1977) fanden bei splenektomierten Kriegsveteranen im Vergleich zu einer Kontrollgruppe, die wegen einer Nasopharyngitis in stationärer Behandlung eines Lazarettes während des letzten Weltkriegs lagen, eine ungefähr 3,5fach erhöhte Sterblichkeit an einer Pneumonie.

Das tödliche Risiko einer Postsplenektomiesepsis wird zwischen 24 und 78% angegeben (Erickson et al. 1968; Krivit et al. 1979; Sherman u. Asch 1978; Stögmann u. Paky 1980).

Eine wesentliche Verschlechterung der Prognose bringt das Waterhouse-Friderichsen-Syndrom mit sich, welches bei etwa 80% im Verlauf einer disseminierten intravaskulären Gerinnung eintritt (Bisno u. Freeman 1970).

Ramsay u. Bouskill (1973) geben für das Waterhouse-Friderichsen-Syndrom eine Letalität von 88% an, für die Meningitis von 20% und für die Sepsis von 36%. Insgesamt fand Whitaker

(1969) ein Waterhouse-Friderichsen-Syndrom in 2 von 9 Fällen einer Postsplenektomiesepsis.

Die *Letalität einer Postsplenektomieinfektion* schätzt Gelfand (1983) in Abhängigkeit von der Grundkrankheit folgendermaßen ein:

- lymphoretikuläre Erkrankungen 67%,
- M. Hodgkin 30%,
- Thalassämie 50%,
- kongenitale Sphärozytose 60%.

Die *Mortalitätsziffern* (bezogen auf alle Splenektomierten) werden von Pearson et al. (1974) wie folgt wiedergegeben:

- posttraumatisch 0,25–0,5%,
- hereditäre Sphärozytose 0,5–1%,
- idiopathische thrombozytopenische Purpura 0,5–1%,
- portale Hypertension 10%,
- Cooley-Anämie 30%,
- Wiskott-Aldrich-Synrom 100%.

6.2.5 Eigene Untersuchungen zur Häufigkeit von Postsplenektomieinfektionen

6.2.5.1 Treten Infektionen nach Entfernung der Milz überhaupt gehäuft auf?

Um die Frage zu klären, ob splenektomierte Patienten generell häufiger von Infektionskrankheiten befallen werden, haben wir das weitere Schicksal derjenigen Patienten verfolgt, die wegen eines gutartigen Ulkusleidens zusätzlich zur operativen Behandlung des Grundleidens splenektomiert worden waren. Die mittlere Nachbeobachtungszeit der Resezierten betrug 11,6 Jahre, die der Vagotomierten 6,2 Jahre.

In dieser Zeit traten bei den zusätzlich Splenektomierten gehäuft Infektionskrankheiten auf (Tabelle 11).

Dieser Unterschied war unter Bewertung nach dem χ^2-Test zur Kontrollgruppe signifikant ($p < 0{,}01$).

In der splenektomierten Resektionsgruppe waren zwischenzeitlich 2 Patienten gestorben: ein Patient an einem Dickdarmkarzinom und eine Patientin in der Kachexie infolge einer schweren Transportstörung des Ösophagus.

In der splenektomierten Vagotomiegruppe war je ein Patient an den Folgen eines Verkehrunfalls bzw. an einem Herzinfarkt gestorben; 2 Patienten in der Kontrollgruppe waren ebenfalls gestorben. Todesfälle durch bakterielle Infektionen traten in beiden Gruppen nicht auf.

6.2.5.2 Häufigkeit einer Postsplenektomiesepsis bei wegen eines Traumas splenektomierten Patienten im eigenen Krankengut

Die Folgen ihres Unfalls überlebten 215 Patienten, die in unserer Klinik in den Jahren 1967 bis 1981 wegen einer traumatischen Milzzerreißung splenektomiert worden waren.

Tabelle 11. Infektionen im Nachbeobachtungszeitraum bei wegen eines benignen Ulkusleidens operierten Patienten mit Splenektomie und einer Vergleichsgruppe im eigenen Krankengut

Operationsverfahren		Mittlere Nachbeobachtungszeit (Jahre)	Infektionserkrankungen
Magenresektion:	Splenektomie (n = 6)	11,5	5 Bronchopneumonien 1 Pyelonephritis
	Kontrollgruppe (n = 6)	11,6	1 Bronchopneumonie
Vagotomie:	Splenektomie (n = 24)	6,2	9 Bronchopneumonien 1 Zystopyelitis 1 Herpes zoster
	Kontrollgruppe (n = 24)	6,2	4 Bronchopneumonien 1 Klebsiellenenteritis

Das weitere Schicksal von 22 Patienten (10,2%) konnte nicht in Erfahrung gebracht werden. Von weiteren 20 Patienten, von denen wir wissen, daß sie noch am Leben sind, konnte jedoch ihr Gesundheitszustand im einzelnen nicht erfaßt werden (9,3%). Detailliert verfolgt werden konnten 166 Patienten (77,2%).

Im Nachbeobachtungszeitraum waren 7 Patienten gestorben (Tabelle 12), hiervon 2 Patienten an einer Postsplenektomiesepsis.

Die Krankengeschichte der 2 an Postsplenektomiesepsis gestorbenen Patienten sah folgendermaßen aus:

1) Eine 17jährige Patientin wurde in unserer Klinik nach einem Fenstersturz splenektomiert. Neben der Milzverletzung hatte sie eine Schädelfraktur mit Hirnkontusion erlitten. Sie überlebte diese Verletzungen.

32 Monate später kollabierte die junge Frau morgens zu Hause, nachdem sie über einige Tage hinweg an leichtem Fieber und Halsschmerzen erkrankt war.

Sie wurde daraufhin in ein auswärtiges Krankenhaus eingeliefert.

Tabelle 12. Schicksal der Überlebenden nach Splenektomie wegen eines Traumas (eigenes Krankengut 1967 bis 1981; n = 215)

Schicksal der Patienten		(n)	(%)
Zwischenzeitlich gestorben an:		7	3,3
– Postsplenektomiesepsis	2		
– Herzversagen	1		
– Unfall	2		
– Suizid	1		
– Unbekannt	1		
Schicksal unbekannt		22	10,2
Lebend, Gesundheitszustand unbekannt		20	9,3
Lebend, Zustand detailliert bekannt		166	77,2

Bei der Aufnahme war sie benommen. Man stellte Fieber von 41°C fest. Außer einem Klopfschmerz in beiden Nierenlagern und vaginaler Schmierblutungen wurde kein pathologischer klinischer Befund erhoben.

Nach Injektion von Baralgin und Wadenwickeln war die Patientin am Nachmittag weitgehend fieberfrei. Die Rückenschmerzen mit Ausstrahlung in beide Nierenlager hatten jedoch zugenommen. Außerdem klagte die Patientin nun über starke Oberbauchschmerzen. Kurze Zeit später trat heftiges Erbrechen ein. Die daraufhin durchgeführte Röntgenaufnahme des Abdomens ließ keinen krankhaften Befund erkennen.

3 h später wurde die Patientin plötzlich dyspnoisch und zyanotisch. Der Blutdruck war nicht mehr meßbar, die Pulsfrequenz betrug etwa 150/min. Die Patientin war nicht mehr ansprechbar. Es entwickelte sich nun innerhalb kürzester Zeit ein Exanthem, welches wie Totenflecken aussah. Innerhalb kurzer Zeit trat ein Herz-Kreislauf-Stillstand ein, der irreversibel war. Von den behandelnden Ärzten wurde die Diagnose einer Postsplenektomiesepsis gestellt. Es wurde uns Blut dieser Patientin zur Verfügung gestellt.

Wir fanden im Differentialblutbild folgende Verteilung:

– Abbauformen 2%,
– neutrophile Segmentkernige 10%,
– neutrophile Stabkernige 6%,
– neutrophile Metamyelozyten 1%,
– neutrophile Myelozyten 1%,
– Eosinophile 1%,
– Lymphozyten 79%,
– Normoblast vereinzelt.

Darüber hinaus wurden an umschriebener Stelle Gruppen von Leukozyten mit intrazellulären Bakterien und Plasmavakuolisierung gefunden. Außerdem konnten Jolly-Körperchen nachgewiesen werden.

Bei der Sektion dieser Patientin wurden Mikrothromben innerhalb kleinster und mittelgroßer peripherer Lungenarterienäste, im Bereich der Schlingen beider Nieren, eine totale hämorrhagische Nekrose beider Nebennieren, sowie eine subtotale hämorrhagische Nekrose des linken Ovars und des Uterus festgestellt. Es zeigte sich eine Sequestration von Granulozyten in den Lebersinusoiden, in den peripheren Koronararterienästen, in kleinsten peripheren Lungenarterien und innerhalb der Gefäße der Meningen. Es bestand ein erhebliches Hirnödem mit einer Hyperämie peripherer Gefäße innerhalb der Meningen. In einzelnen Gefäßlichtungen konnten hyaline Thromben nachgewiesen werden. Im Bereich der hinteren Schädelgrube war eine alte Frakturlinie mit Dehiszenz der Tabula interna zu erkennen, welche auf das Os occipitale und parietale rechts übergriff. Außerdem wurde eine im Durchmesser 4 cm große Nebenmilz festgestellt.

Ein Erregernachweis gelang nicht. Im Blutausstrich wurden Diplokokken festgestellt. Die Diagnose lautete demzufolge: Meningokokkensepsis mit einem Waterhouse-Friderichsen-Syndrom.

2) Ein 18jähriger Patient wurde nach einem Verkehrsunfall in unserer Klinik splenektomiert. Die Unfallfolgen heilten ohne wesentliche subjektive Beschwerden aus. Der Patient war in der Folgezeit bis auf gelegentliche, das normale Maß nicht überschreitende Erkältungskrankheiten, gesund. Er arbeitete als Lackierer in einer Autowerkstatt.

Fünf Jahre nach dem Unfall klagte er eines Abends gegen 21.30 Uhr über plötzliche Kopfschmerzen. Kurze Zeit später trat Schüttelfrost auf, und er mußte mehrmals erbrechen. Der Betroffene selbst vermutete eine „Grippe".

Am folgenden Morgen gegen 6 Uhr kollabierte er auf dem Weg zur Toilette. Der daraufhin herbeigeholte Hausarzt wies ihn in das nächste Kreiskrankenhaus ein.

Als der Patient dort gegen 8 Uhr eintraf, war er schwer krank. Er klagte nun zusätzlich über heftige kolikartige Bauchschmerzen und Kreuzschmerzen. Der Blutdruck lag systolisch bei 60–70 mmHg, bei einer Pulsfrequenz zwischen 120 und 140/min. Die Temperatur betrug 38,0°C. Außer Schürfwunden am Kinn und einer geringen Klopfschmerzhaftigkeit beider Nierenlager war der klinische Befund unauffällig.

Trotz Schockbehandlung blieb der Patient anurisch. Er starb 3,5 h nach der stationären Aufnahme.
Laborwerte: Hb 17,8%, Leukozyten 3 600 (12% Stabkernige, 50% Segmentkernige, 38% Lymphozyten), Kreatinin 3,53 mg%, Harnstoff 55 m%.

Wegen der mysteriösen Umstände, unter denen der Patient starb, wurde eine gerichtliche Sektion veranlaßt. Hierbei fand sich eine geringe Vermehrung des Blutgehalts der Hirnhäute. Auch der Blutgehalt der Hirnsubstanz war vermehrt. Das Blut war nicht geronnen. In beiden Brusthöhlen wurde ein bernsteinfarbener Erguß von 600 bzw. 700 ml festgestellt. Die Schnittflächen beider Lungen waren feucht. Es floß reichlich schaumige Flüssigkeit ab. Die Schleimhaut der Bronchien war gerötet mit Auflagerung von blutig schaumiger Flüssigkeit. Das lymphatische Gewebe des Rachenringes wies massiv knotige Verdichtungen auf. Die Gaumenmandeln waren taubeneigroß. Auch die Schleimhaut der Luftröhre und des Kehlkopfs war gering gerötet.

Im Abdomen fand sich eine walnußgroße Nebenmilz mit erweichtem Gewebe. Die Bauchspeicheldrüse war fleckig unterblutet. Beide Nebennieren waren unauffällig, das Nierengewebe stark erweicht. Die Schleimhaut der Nierenbecken und der harnableitenden Wege war blaß. Im übrigen war der weitere Sekretionsbefund unauffällig. Histologische und bakteriologische Untersuchungen wurden nicht durchgeführt.

Aufgrund des Sekretionsbefundes war der Tod infolge Herz-Kreislauf-Versagens bei massivem Lungenödem eingetreten. Die Befunde deuteten auf ein akutes entzündliches Geschehen, z.B. infolge Virusinfekts, hin.

6.2.5.3 Schicksal der jetzt noch lebenden Patienten

Das weitere Schicksal von 166 Patienten (77,2%) ist uns bekannt. 55% dieser Patienten sind beschwerdefrei. Diejenigen, die ein Multitrauma durchgemacht hatten, gaben Beschwerden nicht häufiger an, als Patienten mit einer solitären Milzverletzung; sie waren im Gegenteil sogar häufiger beschwerdefrei.

Die Beschwerden, über die die Patienten klagten, sind im einzelnen in Tabelle 13 wiedergegeben.

Von den jetzt noch lebenden Patienten machte nur eine Patientin ebenfalls eine Sepsis durch: Sie hatte sich im Alter von 45 Jahren bei einem Verkehrsunfall eine Milzruptur, beidseitige Rippenserienfrakturen mit Lungenkontusion, eine Fraktur des rechten Schlüsselbeins, einen Abbruch des rechten Akromions und eine Fraktur des Tuberculum majus des rechten Oberarms zugezogen. Darüber hinaus hatte sie eine Schaftfraktur des rechten Oberarms, eine Fraktur des linken Schienbeins und des linken Außenknöchels, sowie ein Schädelhirntrauma mit Kopfplatzwunden.

Außer der Milzruptur lagen intraabdominell noch Serosaeinrisse des Dünndarms und ein retroperitoneales Hämatom vor. Die Milz wurde entfernt.

Die Verletzte überstand diese Unfallfolgen. Außer gelegentlichen Kopfschmerzen und Ohrensaußen blieben keine wesentlichen Folgen des Unfalls zurück. Sie klagte jedoch jetzt über eine seit dem Unfall bestehende Neigung zu häufigen Erkältungskrankheiten sowie über oft wiederkehrendes Fieber, welches 2–3 Tage anhielt.

32 Monate nach dem Unfall wurde sie unter dem klinischen Bild einer Sepsis im Krankenhaus ihres Wohnorts aufgenommen. Sie klagte dort über beidseitige Nierenschmerzen und Dysurie. [Leukozyten 17300 (28% Stabkernige im Differentialblutbild), im Ausscheidungsurogramm kein pathologischer Befund.] In der Blutkultur wurden Escherichiae coli nachgewiesen. Unter antibiotischer Behandlung heilte die Erkrankung ohne Folgen aus.

Diese Patientin wurde später bei uns eingehend untersucht.

Tabelle 13. Beschwerden der erfaßten Patienten mit Milzverlust, die nach Angaben der Betroffenen erstmals nach der Entfernung der Milz aufgetreten sind (n = 166)

Beschwerden	(n)	(%)
Beschwerdefrei	92	55
Schmerzen im Mittelbauch	13	8
Neigung zu Erkältungskrankheiten	18	11
Verminderte Belastbarkeit	11	7
Kopfschmerzen	7	4
Schmerzen in Oberbauch und Speiseröhre	5	3
Anämie	3	2
Exantheme	6	4
Hepatitis	2	1
Atembeschwerden	2	1
Osteomyelitis	1	0,6
Gicht	1	0,6
Schwindel	2	1
Unklares Fieber	5	3
Leukozytose	3	2
Gelenkschwellung	1	0,6
Bronchitis	2	1
Lymphknotenschwellung	1	0,6
Arthritis	1	0,6
Gliederschmerzen	3	2

6.2.6 Zusammenfassende Beurteilung von Spätinfektionen nach Entfernung der Milz

Von den Patienten, die in unserer Klinik nach einem Trauma splenektomiert worden waren, wurde auffallend häufig die Neigung zu Erkältungskrankheiten, verminderte Belastbarkeit und darüber hinaus eine Reihe weiterer Beschwerden geäußert, die auf wiederkehrende Infektionen zurückzuführen sind. Die Mitteilung dieser Beschwerden erfolgte spontan und ohne gezielte Befragung.

Auch Klaue (1979) fiel eine Häufung von Beschwerden auf, die nach Entfernung der Milz aufgetreten waren. In seinem Krankengut betrug jedoch der Anteil der Beschwerden, die einer erhöhten Infektionsneigung zugerechnet werden können, nur 20%.

Hegemann wies immer wieder darauf hin, daß in der Vorstellung des Laien Erkrankungen überwiegend zurückgeführt werden auf

- die „Erkältungskrankheit",
- einen Unfall,
- die Behandlung durch den Arzt.

Dieses Kausalbedürfnis muß natürlich auch bei unseren Patienten berücksichtigt werden.

Zum Vergleich traten jedoch bei Patienten, die in unserer Klinik wegen eines gutartigen Ulkusleidens operiert und zusätzlich wegen einer intraoperativen Verletzung splenektomiert worden waren, signifikant häufiger Infektionskrankheiten auf als in einer Kontrollgruppe. Die Tatsache der Milzentfernung war vielen Betroffenen nicht bekannt.

Eine Postsplenektomiesepsis trat bei den Patienten, die in unserer Klinik wegen eines Traumas splenektomiert worden waren, in 3 Fällen auf (1,7%); 2 davon starben (1,05%), hiervon eine Patientin unter dem Bild eines Waterhouse-Friderichsen-Syndroms.

Diese 3 Patienten waren im Alter von 17–45 Jahren splenektomiert worden. Das Intervall bis zur Sepsis betrug zwischen 32 Monaten und 5 Jahren. Von 47 wegen eines Traumas splenektomierten Kindern hatte keines zwischenzeitlich eine Postsplenektomiesepsis durchgemacht.

Postsplenektomieinfektionen treten jedoch bei Kindern i.allg. sehr viel häufiger auf als bei Erwachsenen. Das Risiko dürfte bis zum 1. Lebensjahr am höchsten sein, da zu diesem Zeitpunkt erst die Milzfollikel ausgereift sind, Immunglobuline noch nicht in ausreichender Menge vorliegen und die Antikörperbildung vermindert ist.

Aus diesen Gründen wird vor einer Splenektomie vor dem 2. Lebensjahr wegen der erhöhten Infektionsgefahr gewarnt.

Mit zeitlichem Abstand von der Splenektomie nimmt die Häufigkeit einer Postsplenektomie ebenfalls ab, wobei jedoch zeitlebens und auch unabhängig vom Alter grundsätzlich die Möglichkeit einer derartigen Infektion besteht. Am höchsten wird dieses Risiko innerhalb der ersten 3–5 postoperativen Jahre eingeschätzt. Dies würde sich mit den Erfahrungen aus unserem Krankengut decken.

Die Letalität hängt ebenfalls wesentlich von der Grundkrankheit ab. Nach Entfernung der Milz wegen eines Traumas kann man das Risiko einer Postsplenektomieinfektion auf < 2% einstufen, beim M. Hodgkin in Abhängigkeit vom Alter auf 5–10% und bei den übrigen lymphoretikulären Erkrankungen auf etwa 5%.

Die Letalität der Postsplenektomieinfektion ist jedoch stets hoch. Sie liegt zwischen 30 und 80%.

6.3 Sonstige Veränderungen nach Entfernung der Milz

6.3.1 Veränderungen der zellulären Blutbestandteile

Erythrozyten

Nach Entfernung der Milz verändert sich die Lebensdauer der Erythrozyten nicht. Bereits nach 2 Tagen tauchen jedoch im peripheren Blut atypische Erythrozyten mit Chromatinresten des Zellkerns (Howell-Jolly-Körper), mit Vakuolen und anderen Zelleinschlüssen auf (Seufert 1983). Bis zu 30% der Erythrozyten weisen bei milzlosen Individuen solche Veränderungen auf. Die Zahl pathologisch deformierter Erythrozyten, wie Schießscheibenzellen oder Akanthozyten, nimmt ebenfalls zu. Derartige Abnormitäten der Erythrozyten können die Viskosität des Blutes erhöhen. Auch vermindert verformbare Erythrozyten treten auf (Robertson et al. 1981).

Thrombozyten

Unmittelbar postoperativ ist eine Thrombozytose zu beobachten, welche zwischen der 1. und 2. Woche ihr Maximum erreicht und einen Monat nach dem operativen Eingriff wieder verschwindet (Linker et al. 1981; Seufert 1983). Bei einer hämolytischen oder sideroplastischen Anämie oder einer myeloproliferativen Erkrankung kann die Postsplenektomiethrombozytose erheblich werden und Werte über 1 Mill./cm^3 überschreiten (Eichner 1979). Auch Riesenthrombozyten werden beobachtet.

Die Meinungen zu der Frage, ob die Postsplenektomiethrombozytose thromboembolische Komplikationen fördert, sind geteilt. Verschiedentlich wird eine Antikoagulation bei einer Thrombozytose von mehr als 500 000, von anderen erst über 1 Mill./mm^3 vorgeschlagen und von anderen wiederum abgelehnt.

Wahrscheinlich ist weniger die absolute Thrombozytenzahl, sondern möglicherweise die erhöhte Viskosität des Blutes überhaupt entscheidend, welche auch durch das Auftreten vermindert verformbarer Erythrozyten beeinflußt wird (Robertson et al. 1981). Dieser Befund könnte das 6fach erhöhte Koronarinfarktrisiko bei Splenektomierten im Vergleich zu einer Kontrollgruppe erklären, welches von Robinette u. Fraumeni (1977) festgestellt wurde.

Bei den von uns nachuntersuchten Patienten waren thromboembolische Erkrankungen nie aufgetreten. Wir hatten jedoch noch Jahre nach der Splenektomie vereinzelt Thrombozytenwerte über 600000 festgestellt.

Granulozyten und Lymphozyten

Nach der Entfernung der Milz steigen die *neutrophilen Granulozyten* und langfristig die *eosinophilen* an, letztere trotz eventueller Kortisontherapie (Miller u. Baker 1979).

Die Leukozytose kann gelegentlich massive Ausmaße bis 40 000/mm^3 annehmen, ohne daß ein Infektionsherd nachgewiesen werden kann (Seufert 1983).

Die Lymphozyten steigen erst langfristig, jedoch persistierend an (Miller u. Baker 1979). Hierbei bestehen jedoch möglicherweise Unterschiede in Abhängigkeit von der Grundkrankheit und deren Stadium (z.B. M. Hodgkin), oder auch in Abhängigkeit weiterer therapeutischer Maßnahmen, wie Chemo- und Radiotherapie (Hancock et al. 1976; Wagener et al. 1976; Millard u. Banerjee 1979).

Während Aigner eine Erniedrigung von sowohl der B- wie auch der T-Lymphozyten und Krivit et al. (1979) und Wagner et al. (1979) eine alleinige Erniedrigung der T-Lymphozyten feststellten, fand Kitchens (1977) unveränderte Werte. Hingegen stellte Winkelmeyer (1981, zitiert nach Seufert 1983) eine Zunahme sowohl der T- als auch der B-Lymphozyten fest. Millard u. Banerjee (1979) sahen überhaupt keine Korrelation vom Verhalten der T- und B-Lymphozyten und der Grundkrankheit.

Proliferationstests der T-Lymphozyten mit PHA oder CON A zeigten ebenfalls unterschiedliches Verhalten. Während Miller u. Baker (1979) und Tung et al. (1977) eine starke bis sehr starke Abnahme der Proliferationsfähigkeit durch PHA bis zum 21. Tag feststellten, fanden Wagener et al. (1976) und Millard u. Banerjee (1979) ein sehr unterschiedliches Verhalten bei Hodgkin-Patienten. Tung et al. (1977) sahen eine geringgradige Abnahme bei der MLC („mixed lymphocyte culture").

Tung et al. und Wagener et al. stellten weiterhin eine verminderte Reaktion beim intradermalen Hauttest mit Recall-Antigenen fest, wobei jedoch das Verhalten möglicherweise auch durch die Therapie bei Hodgkin-Patienten zustande kam. Diesbezüglich stellten Hancock et al. (1976) keine Veränderungen fest.

6.3.2 Humorale Veränderungen

6.3.2.1 Tuftsin

Die Bezeichnung Tuftsin leitet sich von dem Namen der Tufts-University in Boston ab. Es handelt sich um ein Tetrapeptid mit der Aminosäurefrequenz Threonin-Lysin-Prolin-Arginin. Es ist ein Bestandteil des Leukokinins, welches die polymorphkernigen neutrophilen Granulozyten umgibt und dadurch deren Überleben und vollwertige Phagozytosefunktion gewährleistet. Diese gesamte biologische Aktivität kann vollständig von Tuftsin übernommen werden (Constantinopoulos et al. 1973; Najjar u. Constantinopoulos 1972).

Tuftsin wird nach bisheriger Kenntnis ausschließlich in der Milz, möglicherweise auch in Nebenmilzen synthetisiert. Wegen seines kleinen Molekulargewichts von 500 wird es auch rasch peroral resorbiert (Najjar u. Nishioka 1970). Nach Splenektomie wegen eines Traumas werden i.allg. Tuftsinwerte gefunden, welche kaum unterhalb derjenigen normaler Personen liegen, möglicherweise als Folge einer Splenose (Spirer et al. 1977; Najjar 1979; Orda et al. 1981). Dagegen sind Tuftsinwerte nach einer Splenektomie aus therapeutischen oder Staginggründen stets erniedrigt oder nicht mehr meßbar.

Als weitere Funktion wurde zwischenzeitlich auch die Stimulation von Makrophagen durch Tuftsin nachgewiesen (Tzehoval et al. 1978).

6.3.2.2 Immunglobuline

Die Mitteilungen zum Verhalten der Immunglobuline nach Entfernung der Milz weichen teilweise voneinander kontrovers ab. Es bestehen offenbar individuelle und von der Grundkrankheit abhängige Unterschiede. *Immunglobulin G* blieb bei den meisten Nachuntersuchungen nach Entfernung der Milz entweder gleich oder stieg leicht an (Andersen et al. 1976; Schumacher 1970; Lawkowicz et al. 1974; Claret et al. 1975; Blaszczyk et al. 1976; Skrede et al. 1977; Francke 1981). Ein Abfall von Immunglobulin G wurde z.B. beim M. Hodgkin nur nach zusätzlicher Zytostatika- oder Strahlenbehandlung gefunden (Hancock et al. 1970).

Die meisten Untersucher stellten eine Abnahme des *Immunglobulins M* fest (Mondorf et al. 1969; Schumacher 1969; Lawkowicz et al. 1974; Blaszczyk et al. 1976; Krivit 1977; Orendar 1981). Aber auch hier bestehen individuelle und von der Grundkrankheit abhängige Differenzen. So fand Schumacher (1969) keine Unterschiede zwischen prä- und postoperativen IgM-Spiegeln bei der posttraumatischen Splenektomie. Gleiche Feststellungen machten Claret et al. (1975) und Skrede et al. 1977). Andersen et al. (1976) und Francke (1981) konnten ebenfalls keine signifikante Änderung von IgM feststellen. Dies war jedoch der Fall, wenn postoperativ Fieber eingetreten war. Dann nämlich kam es zu einem Anstieg, im anderen Falle jedoch zu einem Abfall von IgM.

Das Verhalten von *IgA* ist noch uneinheitlicher. Bemerkenswert ist die Beobachtung von Skrede et al. (1977): Er kontrollierte die Immunglobuline bei einem wegen eines Traumas splenektomierten jungen Patienten und bei dessen gesunden eineiigem Zwillingsbruder: Postoperativ fiel IgA ab, stieg nach 3 Jahren an und normalisierte sich nach 5 Jahren. IgG und IgM blieben gleich.

In den Tonsillen und Biopsien des Dünndarms wurden durch Immunfluoreszenzuntersuchungen keine IgA-synthetisierenden Zellen nachgewiesen, jedoch IgG- und IgM-synthetisierende Zelle. Mit diesem Defekt waren häufig wiederkehrende Mittelohrentzündungen und Entzündungen des Respirationstrakts verbunden, die mit Erreichen normaler IgA-Spiegel sistierten.

Das Verhalten von *IgE* wurde bisher kaum untersucht. Eine Erniedrigung wurde bisher nicht festgestellt (Andersen et al. 1976; Francke 1981).

6.3.2.3 Antikörperbildung

Eine maximale Antikörperbildung ist nur bei einer intakten Milz möglich (Trigg et al. 1975). Demzufolge ist die Antikörperbildung v.a. bei Injektion von Antigenen (i.v.) nach Entfernung der Milz vermindert. Es bestehen jedoch Unterschiede der Antikörperbildung in Abhängigkeit von dem Antigen. Während nach Vakzination mit Pneumokokken der Anstieg der Antikörper langsam erfolgt und nicht den Titer Gesunder erreicht (Hosea et al. 1981), werden mit anderen Vakzinen wie Typhus, Paratyphus oder anderen Streptokokken unabhängig vom Applikationsmodus nur geringgradig verminderte oder normale Antikörpertiter gefunden (Saslaw u. Carlisle 1964; Skrede et al. 1977).

Insgesamt ist jedoch die Antikörperbildung nach Entfernung der Milz vermindert (Rowley 1950; Kevy et al. 1968; Schwartz et al. 1977; Sullivan et al. 1978; Brown 1981, 1982). Hiervon ist die intravenöse Sensibilisierung stärker betroffen als die Impfung auf anderem Wege. Bei jungen Individuen ist die verminderte Antikörperbildung nach Splenektomie noch deutlicher (De Carvalho et al. 1967; Pederson et al. 1982). Romball u. Weigle (1977) begründeten die verminderte Antikörperbildung Splenektomierter damit, daß bei Gesunden antikörperbildende Vorläuferzellen nach Aktivierung in der Milz gebildet und von hier aus in die Lymphknoten ausgeschwemmt werden.

6.3.2.4 Komplementfaktoren

Unter Gesunden wird ein Komplementdefekt nur in 0,03% gefunden (Ellison et al. 1983). Bei Patienten mit intakter Milz, die an einer Meningitis, einer Bakteriämie oder Perikarditis infolge einer Meningokokkeninfektion erkrankt waren, stellten Ellison et al. (1983) in 6 von 20 Fällen einen Komplementdefekt fest, wobei in 3 Fällen ausschließlich der terminale Reaktionsweg betroffen war, bei den anderen jedoch multiple Defekte vorlagen.

Ogle et al. (1975) stellten bei Patienten mit intakter Milz, die an einer Sepsis geringfügigen bis schweren Ausmaßes erkrankt waren, eine Verminderung von C3 und Properdin fest, wobei eine indirekte Korrelation zwischen Höhe der Komplementfaktoren und Schwere der Infektion bestand.

Der alternative Reaktionsweg ist in Abwesenheit von Antikörpern der wichtigste Abwehrmechanismus von Infektionskrankheiten. In Abwesenheit des an Partikel gebundenen Komplementfaktors C3b ist nur 1/100 der ansonsten notwendigen Menge von IgG zur Phagozytose notwendig. Patienten mit einer Sichelzellanämie können einen normalen klassischen Reaktionsweg aufweisen, trotzdem aber bei der Opsonisation von Pneumokokken defizient sein durch einen Defekt im alternativen Reaktionsweg. Betroffen sind nach bisheriger Kenntnis die Faktoren Properdin, Faktor B, Faktor D und C3 (Spivack 1977).

Es wird daher spekuliert, daß die Milz eine Rolle spielt bei der Aufrechterhaltung normaler Spiegel des alternativen Reaktionsweges. Die Faktoren B und D werden anscheinend jedoch von Makrophagen produziert (Spivack 1977). Trotzdem werden nach Splenektomie auch normale Werte für Properdin (Ballow et al. 1975; Erickson 1968) und für die Faktoren C3, C5 und B (Winkelstein et al. 1975) gemessen.

Carlisle u. Saslaw (1959) stellten jedoch ebenfalls ein vollständiges Fehlen von Properdin nach Splenektomie bei 35%, jedoch nur bei 7% einer Kontrollgruppe fest. Hierbei hatten Frauen insgesamt niedrigere Properdinspiegel als Männer. Ballow et al. (1975) stellten aber bei einem 4jährigen Mädchen mit rezidivierenden Infektionen an kapselbildenden Bakterien und gramnegativen Erregern nach Entfernung der Milz folgenden Befund fest: Die hämolytische Gesamtaktivität sowie C3 fehlten vollständig. C4 war mäßig erniedrigt, alle anderen Komplementfaktoren normal. Durch Ersatz von C3 wurde die hämolytische Gesamtaktivität vollkommen restituiert.

Im Falle einer Sepsis mit Pneumokokken hält Spivack (1977) einen Ausfall des Komplementsystems auch dadurch möglich, daß – wie es in vitro bekannt ist – durch die massive Konzentration von Pneumokokkenpolysacchariden eine Dekomplementierung des Blutes eintritt. Dieser Vorgang könnte mit einer disseminierten intravaskulären Gerinnung verbunden sein. Letztlich wäre sowohl die Bildung von Immunkomplexen (Elkon et al. 1980) wie auch das Auftreten exzessiv hoher Bakterienkonzentration im Blut Folge des Verlusts der Claerancefunktion der Milz.

6.3.2.5 Phagozytose

Die Makrophagenfunktion ist nach Entfernung der Milz vermindert (Ogle et al. 1975; Likhite 1975).

Demgegenüber ist die Funktion der polymorphkernigen Neutrophilen nur unmittelbar nach der Splenektomie reduziert, während sie sich später wieder normalisiert (Andersen et al. 1976; Hancock et al. 1976).

Winkelstein et al. (1975) fanden überhaupt keinen Unterschied der In-vitro-Phagozytose von Pneumokokken durch Granulozyten zwischen Splenektomierten und einer Kontrollgruppe. Auch bei unterschiedlichen Serumkonzentrationen war das Verhalten gleich (Kitchens 1977).

Demgegenüber stellten Ballow et al. (1975) bei einem 4jährigen Mädchen mit rezidivierenden Infekten sowohl eine Reduzierung der Migration bis zu 6 h als auch der Phagozytose von Escherichia coli fest.

Eine ähnliche Beobachtung machte Likhite (1975). Er stellte jedoch fest, daß die Phagozytosefähigkeit von Neutrophilen bei splenektomierten Ratten durch Zusatz von Serum Nicht-Splenektomierter oder solcher mit autologem Milzreplantaten vollkommen restituiert werden konnte.

6.3.2.6 Zelluläre Immunantwort

Zellvermittelte spezifische Immunreaktionen sind das Ergebnis der Interaktion zwischen Monozyten, Lymphozyten und Antigenen. Sie werden durch Aktivierung dieser Zellen und Freisetzung von Mono- und Lymphokinen, durch Proliferation und Differenzierung von vorwiegend Lymphozyten sowie durch direkte und indirekte Zytotoxizität mononukleärer Zellen geprägt. Eine klassische Reaktion der zellvermittelten Immunreaktion ist die verzögerte Hautreaktion nach intra- oder epikutaner Applikation von sog. Recall-Antigenen.

Hierbei handelt es sich um Antigene, die der Organismus mit seinen immunologischen Gedächtniszellen erkennt und innerhalb von 48 h mit einer lokalen Zellvermehrung beantwortet.

Nach Entfernung der Milz wurde eine verminderte Reaktion gegenüber verschiedenen Recall-Antigenen beobachtet (Antigene aus Tuberkelbakterien, Mupsviren, Trichophyton, Candida albicans) (Kitchens 1977).

In Abhängigkeit von den Bedingungen der Sensibilisierung (subkutan, i.v. usw.) fungiert die Milz als ein Speicherorgan von Zellen, welche den verzögerten Typ der Hypersensitivität vermitteln oder blockieren (Kettman u. Lubet 1976).

Die für die zelluläre Immunantwort notwendige B-T-Zellkooperation ist nach Entfernung der Milz gestört, wobei der Defekt dieser Kooperation von den T-Zellen ausgeht (Russel u. Golub 1976). Auch Abstoßungsreaktionen gegenüber Transplantaten werden durch Entfernung der Milz beeinflußt. An sog. immunologisch privilegierten Stellen (Gehirn, vordere Augenkammer, Backentaschen des Syrischen Hamsters) überleben Allotransplantate länger, weil diese Lokalisationen keine Lymphdrainagen aufweisen und damit der afferente Schenkel der Immunreaktion fehlt. Alloantigene werden deshalb von diesen Lokalisationen aus unter Umgehung der Lymphdrainage direkt der Milz zugeführt.

Wird einem Tier, das unter diesen Umständen sensibilisiert wurde, allogene Haut transplantiert, so erfolgt deren Abstoßung *verzögert,* sie erfolgt jedoch ohne Verzögerung, wenn vor diesen Sensibilisierungsmaßnahmen die Milz entfernt wurde. Kaplan u. Streilein (1974) führten dieses Phänomen darauf zurück, daß die Milz essentieller Bestandteil eines Immunmechanismus ist, welcher temporär die zellvermittelte Immunantwort unterläuft. Sie ist in der Lage, aus einer ansonsten essentiell *zellvermittelten* und gewebszerstörenden Immunantwort eine *antikörper*vermittelte Antwort zu machen, welche oft dasselbe Zielgewebe schützt. Möglicherweise wird diese Konversion von potentiellen Effektor-T-Lymphozyten (Killerzellen) in T-Lymphozyten erreicht, die mit geeigneten B-Zellen kooperieren.

Im Tierversuch werden Transplantate länger toleriert, wenn sie gleichzeitig mit der Milz des Spenders auf den Empfänger transplantiert werden (Bramis et al. 1977). Wenn jedoch die Organtransplantation erst 4 Wochen nach der Milztransplantation erfolgt, tritt die Abstoßungsreaktion ungehindert ein. Dagegen vermindert die Splenektomie eines Organempfängers ebenfalls die Häufigkeit postoperativer Abstoßungsreaktionen (Matas et al. (1975).

Die verschiedenen, möglicherweise beteiligten immunologischen Mechanismen sind unklar geblieben. Sie werden z.Z. nicht weiter verfolgt, da man von der Milzexstirpation als vorbereitende oder begleitende Maßnahme zur Nierentransplantation inzwischen weitgehend wieder abgekommen ist.

7 Eigene Untersuchungen hinsichtlich eventueller Defekte nach Entfernung der Milz

7.1 Nachuntersuchung spelenektomierter Patienten

Fünfzehn Patienten (6 weiblich, 9 männlich), die wegen eines Milztraumas splenektomiert worden waren, haben wir nachuntersucht, 2 davon waren in auswärtigen Krankenhäusern operiert worden.

Das Durchschnittsalter betrug 20,5 Jahre (6–48 Jahre). Der Unfall lag im Durchschnitt 5 Jahre zurück (2,5–8 Jahre). Elf Patienten hatten weitere Verletzungen erlitten. Patienten, die jetzt Beschwerden angaben, wurden bevorzugt nachuntersucht. Nur 3 von ihnen waren daher beschwerdefrei. Die übrigen klagten über die in Tabelle 14 aufgeführten Beschwerden, wobei v.a. Neigung zu Erkältungskrankheiten, Tonsillitiden und Infektionen der oberen Atemwege genannt wurden. Eine Patientin hatte außerdem wenige Monate vor der Untersuchung eine Sepsis mit Escherichia coli durchgemacht.

Nachfolgend werden die Untersuchungen im einzelnen beschrieben.

7.1.1 Serumlaboruntersuchungen

An Serumlaborwerten wurden gemessen:

Prothrombin,
partielle Thromboplastinzeit,
Thrombinzeit,
Glukose,
Kalium,
Natrium,
Chlorid,
Kalzium,
anorganisches Phosphor,
Gesamteiweiß,
Albumin
Harnstoff-N,
Kreatinin,
CK,
GOT,
GPT,
LDH,
Gamma-GT,
alkalische Phosphatase,
α-Amylase,
Bilirubin gesamt,
Harnsäure,
Cholesterin,
Triglyceride.

Hierbei waren bei der Patientin Nr. 2 die Gamma-GT, Transaminasen und Cholesterin erhöht. Bei ihr besteht der Verdacht auf einen alkoholtoxischen Leberschaden.

Darüber hinaus wurde bei 7 Patienten eine Erhöhung der alkalischen Phosphatase festgestellt. Es handelt sich jedoch um 4 Kinder und um 2 Jugendliche im Alter von 15 Jahren, letztere allerdings mit abgeschlossenem Knochenwachstum. Eine Erklärung für die Erhöhung dieses Enzyms in Verbindung mit der Milzentfernung ist nicht bekannt (Tabelle 15).

Tabelle 14. Charakterisierung der untersuchten Patienten mit Angabe der Begleitverletzungen und der jetzt geklagten Beschwerden

Nr.	Initialien	Archiv-Nr.	Geschlecht	Alter (Jahre)	Intervall seit Unfall (Jahre)	Begleitverletzungen	Beschwerden
1	B G	285 299	w	16	4	Unterschenkelfraktur	Neigung zu „Erkältungskrankheiten“
2	H C	300 191	w	48	3	Rippenserienfraktur beiderseitig, Lungenkontusion Klavikulafraktur, Oberarmfraktur, Unterschenkelfraktur, Schädelhirntrauma	Escherichia coli-Sepsis Rezidivierendes Fieber Neigung zu „Erkältungskrankheiten“-
3	F J	999	m	6	3,5	–	–
4	K F	49 476	m	33	6	Pankreasschwanzabriß Leberruptur Rippenserienfraktur Ulnafraktur	Neigung zu „Erkältungskrankheiten“ Rezidivierendes Fieber Gliederschmerzen, Leistungsknick
5	B M	232 157	w	8	7	–	Neigung zu „Erkältungskrankheiten“
6	M A	282 047	w	20	4	Klavikulafraktur	Nasennebenhöhlenentzündungen Exantheme, „schlechte Wundheilung“
7	B M	252 852	m	12	5,5	Pankreasschwanzkontusion	Neigung zu „Erkältungskrankheiten“ Eitrige Tonsillitiden Gelenkschwellungen
8	W B	172 265	m	21	3	–	Neigung zu „Erkältungskrankheiten“
9	L A	227 865	m	15	7	Gelenkfraktur	Tonsillitiden
10	W P	149 137	m	15	5,5	Nierenruptur, Pneumothorax	Tonsilliditen
11	K A	298 146	w	21	2,5	Schädelhirntrauma	Nasennebenhöhlenentzündungen Leukozytose bis 29 000
12	E M	158 855	w	15	6,5	Oberschenkelfraktur	Tonsilitiden
13	B A	205 505	m	26	8	–	Neigung zu „Erkältungskrankheiten“ Rezidivierendes Fieber, Gliederschmerzen, Tonsillitiden
14	N A	263 443	m	40	5	Oberschenkelfraktur	–
15	L T	888	m	11	3	Oberarmfraktur	–

Tabelle 15. Pathologische Serumlaborwerte und Blutbildbefunde (Normalwerte in Klammern, *n* normal)

	Pathologische Serumbefunde			Hb (14,5–16,0) (g%)	Leukozyten (6000–8000)	Thrombozyten (150000–300000)
1	–			12,6	10 800	447 000
2	Glukose	211	(70–100 mg/dl)	12,0	5 000	n
	Kalium	3,3	(4,1–5,5 mmol/l)			
	GOT	45	(0–15 U/l)			
	GPT	41	(0–17 U/l)			
	Gamma-GT	97	(4–18 U/l)			
	Cholesterin	351	(120–250 mg/dl)			
3	Alkalische Phosphatase	226	(33–105 U/l)	13,1	11 200	442 000
4	–			n	n	441 000
5	Alkalische Phosphatase	188	(33–105 U/l)	n	n	462 000
6	–			n	9 000	n
7	Alkalische Phosphatase	360	(33–105 U/l)	n	9 500	500 000
8	Alkalische Phosphatase	132	(33–105 U/l)	n	n	n
	Partielle Thromboplastinzeit	28	(35–45 s)			
9	Alkalische Phosphatase	326	(33–105 U/l)	13,0	3 600	659 000
10	Alkalische Phosphatase	269	(33–105 U/l)	12,9	n	n
11	–			n	9 100	414 000
12	Gesamteiweiß	4,8	(6,0–8,0 g/dl)	n	n	n
13	–			n	n	n
14	–			n	n	n
15	Alkalische Phosphatase	252	(33–105 U/l)	n	n	455 000

7.1.2 Blutbild

Hämoglobin, Leukozyten

Bei 5 Patienten war das Hämoglobin erniedrigt (12,0–13,1 g%). Die Patientin mit dem Hämoglobinwert von 12,0 g% hatte wenige Monate zuvor eine Escherichia-coli-Sepsis durchgemacht. Bei allen übrigen handelte es sich um Kinder oder um Jugendliche bis zum 16. Lebensjahr.

Fünf Patienten wiesen eine Leukopenie, 5 eine geringgradige bis deutliche Leukozytose bis 11 200 auf. Bis auf eine Patientin mit einer Leukozytose bestand bei allen eine Neigung zu Tonsillitiden und Erkältungskrankheiten. Die Leukopenie mit 5 000 wurde bei der einen Patientin mit der kurz zurückliegenden Sepsis gemessen.

Thrombozyten

Acht Patienten wiesen eine Thrombozytose zwischen 414 000 und 659 000 auf. Bei keinem bestand anamnestisch ein Hinweis für thromboembolische Erkrankungen.

Differentialblutbild

Bis auf 2 Patienten wiesen alle im peripheren Blut Howell-Jolly-Körperchen auf. Diese beiden Patienten hatten szintigraphisch Nebenmilzen, deren Menge ungefähr 1/4 der Größe einer normalen Milz ausmachten. Weitere 4 Patienten zeigten ebenfalls Nebenmilzen, jedoch in einem Umfang von weniger als 1/5 der einer normalen Milz, Neben Howell-Jolly-Körperchen, welche neben Makro- und Mikrozyten am häufigsten gefunden wurden, stellten wir auch eine Reihe weiterer abnormer Zellformen im peripheren Blut fest (Tabelle 16).

Im weißen Blutbild fiel eine Monozytose bis zu 8% auf. Bei 8 Patienten lag eine Lymphozytose meist geringeren Ausmaßes, in einem Fall jedoch bis zu 57% vor. Eine Lymphopenie zeigten 2, eine Erniedrigung der segmentkernigen Granulozyten 9, z.T. erheblichen Ausmaßes bis zu 24%. Eine Korrelation dieser Befunde mit der Gesamtzahl der weißen Zellen, nachweisbaren Nebenmilzen oder Erkrankungsneigungen in der Anamnese war nicht offensichtlich.

7.1.3 Szintigramm

Bei allen jetzt nachuntersuchten Patienten (n = 15) wurde ein Szintigramm mit wärmealterierten, 99^{m}-Technetium-markierten autologen Erythrozyten durchgeführt (Methodik beschrieben bei Löw et al. 1981).

Hierbei erfolgte eine Speicherung bei 6 der Patienten, wobei in 4 Fällen das Gesamtvolumen der gemessenen Aktivitäten weniger als 1/5 einer normalen Milz entsprach (Patienten Nr. 3, 5, 11 und 14), in 2 Fällen etwa 1/4 (Patienten Nr. 8 und 12).

7.1.4 In-vitro-Phagozytose der polymorphkernigen neutrophilen Granulozyten

Die Untersuchungen der Phagozytosefunktion sowohl der Mikrophagen (polymorphkernige neutrophilen Granulozyten) (Tabelle 17) wie auch der Makrophagen (Tabelle 18) erfolgte nach der von Djawari et al. (1978a, b; 1983) mitgeteilten Methode.

Tabelle 16. Differentialblutbild (Normalwerte in Klammern, *n* normal)

	Stabkernige (0–3%)	Segmentkernige (60–70%)	Eosinophile (1–5%)	Basophile (0–1%)	Lymphozyten (20–40%)	Monozyten (2–6%)	Plasmazellen	Mikrozyten	Makrozyten	Howell-Jolly-Körperchen	Target-Zellen	Anisozytose	Hyperchromasie	Polychromatische Erythrozyten	Riesenthrombozyten	Kugelzellen	Sonstige
1	n	n	n	n	16	8	2	+	+	+	–	–	–	–	–	–	–
2	n	77	n	n	16	n	1	–	–	+	–	+	+	+	–	–	–
3	n	n	0	n	41	n	–	+	+	+	–	–	–	–	–	–	–
4	n	n	n	5	n	n	–	+	+	+	–	–	–	–	+	–	4 Lymphoidzellen
5	n	41	n	n	49	n	–	–	–	+	+	+	–	–	+	+	–
6	n	n	0	n	n	n	–	–	–	+	+	+	–	–	–	–	+ Toxische Granulationen
7	n	n	11	n	n	n	–	–	–	+	–	+	–	–	–	–	–
8	n	27	7	2	49	11	–	+	+	–	–	–	–	–	–	–	4 Lymphoidzellen
9	n	41	n	n	48	9	–	+	+	+	+	–	–	–	–	–	–
10	n	46	n	n	44	7	–	+	+	+	+	–	–	–	–	–	1 Lymphoidzelle
11	n	54	n	n	n	11	–	+	+	+	+	–	–	–	–	–	–
12	5	35	n	n	44	9	–	–	–	–	–	+	+	–	–	–	2 Lymphoidzellen
13	n	44	9	n	41	n	–	+	+	+	–	–	–	–	–	–	–
14	n	38	6	2	n	12	1	+	+	+	–	–	–	–	–	–	–
15	n	24	n	3	57	11	3	–	–	+	–	+	–	–	–	–	–

Tabelle 17. In-vitro-Phagozytose der polymorphzelligen neutrophilen Granulozyten (Normalwerte in Klammern, *n* normal)

	Phagozytose aktiver Candida albicans 1 h (40–60%)	2,5 h (50–70%)	Phagozytose hitzeinaktivierter Candida albicans (56–90%)	Intrazelluläre Abtötung von Candida albicans 1 h (34–44%)	2,5 h (42–58%)	Oxydaseaktivität (98–100%)	Spontanmigration (7–11/5–9)	Chemotaxis (15–19/11–15)	Beurteilung
1	n	n	54	18	37	n	n	11/7	Killing und Chemotaxie vermindert
2	n	n	44	20	36	n	n	12/8	Killing und Chemotaxie vermindert
3	n	n	49	32	n	n	n	n	o.B.
4	n	n	n	24	38	n	n	11/8	Killing und Chemotaxie vermindert
5	n	n	n	20	28	n	n	n	Killing vermindert
6	n	n	n	22	34	n	n	13/10	Killing und Chemotaxie vermindert
7	36	39	39	19	23	n	n	12/10	Chemotaxie, Phagozytose und Killing vermindert
8	n	n	52	n	n	n	n	n	o.B.
9	n	n	n	30	n	n	n	n	o.B.
10	n	n	n	28	n	n	n	n	o.B.
11	n	n	49	24	36	n	n	n	Killing vermindert
12	n	n	46	32	n	n	n	14/9	Chemotaxie leicht vermindert
13	n	n	52	n	n	n	n	14/10	Chemotaxie leicht vermindert
14	n	n	51	n	n	n	n	n	o.B.
15	n	n	n	31	n	n	n	n	o.B.

Das Phagozytoseverhalten der Mikrophagen war bei 10 Patienten gestört. Hierbei war in einem Fall sowohl die Chemotaxis, die Phagozytose als auch die intrazelluläre Abtötung reduziert. In 2 Fällen war die Chemotaxis leicht vermindert, in 4 Fällen intrazelluläre Abtötung und Chemotaxis und bei 2 Patienten lediglich die intrazelluläre Abtötung.

Hinsichtlich des Phagozytoseverhaltens war keine Beeinflussung durch anamnestisch gehäufte Erkrankungen, Intervall zwischen Trauma und Untersuchung, Alter der Patienten oder Differentialblutbild offensichtlich.

7.1.5 In-vitro-Phagozytose der Makrophagen

Nur in 3 Fällen war die Makrophagenfunktion ungestört (s. Tabelle 18). Bei 8 Patienten waren entweder Spontanmigration und/oder Chemotaxis vermindert. Die Killing-Funktion war bei 3 Patienten z.T. deutlich vermindert, bei einem zusätzlich zur Störung der Chemotaxis. In einem Fall war ausschließlich die Phagozytose betroffen.

Auch bei der Beurteilung der Makrophagenfunktion sind keine Zusammenhänge mit irgendwelchen anderen Faktoren offensichtlich. Die Übereinstimmung von Makro- und Mikrophagenfunktion war uneinheitlich. Lediglich 2 Patienten wiesen bei beiden Funktionen eine Störung der intrazellulären Abtötung auf. Nur ein Patient zeigte in allen Phagozytosefunktionen normales Verhalten.

7.1.6 Interleukin-2

Interleukine sind Lymphokinine, d.h. Substanzen, die von mononukleären Zellen produziert werden und deren Proliferation und Differenzierung beeinflussen.

Interleukin-1 wird von Makrophagen produziert und ist zur Induktion einer T-Zellreaktion notwendig. Interleukin-2 wird von T-Lymphozyten unter dem stimulierenden Einfluß von Interleukin-1 gebildet. Interleukin-2 hat die Fähigkeit, das Wachstum von T-Lymphozyten zu stimulieren. Dieser Faktor wurde früher als T-Zellwachstumsfaktor bezeichnet. Er scheint eine zentrale Rolle bei der primären Sensibilisierung von Vorläuferzellen der zytotoxischen T-Lymphozyten zu spielen (Wagner u. Röllinghoff 1980; Webb u. Winkelstein 1982). Bakterielle Lipopolysaccharide sind in der Lage, Makrophagen zur Sekretion von Interleukin-1 zu stimulieren.

Die Bestimmung des Interleukin-2 erfolgte nach der von Gramatzki et al. (1982) mitgeteilten Methode.

Interleukin-2 wurde gewonnen aus dem Überstand der allogenen MCL (Laufzeit 3 Tage). Der Überstand wurde durch PHA in einer Konzentration von 1 μg/ml in RO^+ und $2 \cdot 10^6$ Zellen/ml in $R1F^+$ über 24 h aktiviert (Tabelle 19).

Die Interleukinwerte von 12 splenektomierten Patienten sind verwertbar. Bei 3 Patienten besteht der Verdacht auf eine Kontamination, da auch bei verschiedenen Verdünnungen sehr hohe Werte gemessen wurden.

Bei diesen 12 Patienten war 7mal Interleukin nicht nachweisbar, bei den 8 Kontrollpersonen nur in einem Fall. Die jeweiligen Kontrollen des nicht-aktivierten Überstands waren in allen Fällen negativ.

Eine Korrelation zur Phagozytosefunktion der Makrophagen wie auch der polymorphkernigen Neutrophilen bestand nicht.

Tabelle 18. In-vitro-Phagozytosse der Makrophagen (Normalwerte in Klammern, *n* normal, ϕ nicht bestimmt)

	Spontanmigration (12 ± 8)	Chemotaxis (46 ± 20)	Phagozytose 15' (28 ± 10)	30' (37 ± 12)	1 h (51 ± 13)	2 h (68 ± 13)	Intrazelluläre Abtötung von Staphylococcus epidermiditis 30' (50 ± 17)	1 h (39 ± 15)	2 h (27 ± 13)	Beurteilung
1	n	n	n	n	n	n	n	n	n	o.B.
2	ϕ	ϕ	n	n	n	n	29	n	n	o.B.
3	2	14	n	n	n	n	n	n	n	Migration und Chemotaxie vermindert
4	3	16	n	n	n	n	n	n	n	Chemotaxie vermindert
5	ϕ	ϕ	16	n	36	38	n	n	n	Killing stark vermindert
6	n	n	n	n	n	n	78	79	261	Killing stark vermindert
7	n	n	n	n	n	n	89	123	245	Killing stark vermindert
8	n	21	14	n	n	n	n	n	n	Chemotaxie leicht vermindert
9	n	n	16	n	n	n	n	n	n	o.B.
10	n	18	n	n	n	n	n	72	60	Chemotaxie und Killing vermindert
11	n	20	n	n	n	n	n	n	n	Chemotaxie leicht vermindert
12	n	18	n	n	n	n	n	n	n	Chemotaxie vermindert
13	n	21	n	n	n	n	n	n	n	Chemotaxie leicht vermindert
14	3	9	n	n	n	n	n	n	n	Migration und Chemotaxie vermindert
15	2	11	n	n	n	n	n	n	n	Migration und Chemotaxie vermindert

Tabelle 19. Interleukin-2 (Aktivität in dpm). (*K* Kontrollperson, [a] nichtaktivierter Überstand, *CTC* Cultured T-cells ohne Spontanaktivität)

	Verdünnung 1:2	1:6	1:18	1:54	Beurteilung
1	335	239	166	179	–
1[a]	160	199	143	177	–
2	716	334	364	414	–
2[a]	120	240	110	320	–
K 1	247	179	222	160	–
K 1[a]	180	430	170	210	–
3	2120	428	194	247	+
3[a]	389	320	304	365	–
4	30987	5689	1884	1250	++++
4[a]	334	332	338	346	–
K 2	4557	359	162	296	+
K 2[a]	132	341	148	214	–
5	3546	380	369	255	+
5[a]	253	424	384	198	–
K 3	9861	1411	378	375	++
K 3[a]	412	395	208	225	–
6	1037	396	215	544	–
6[a]	239	214	300	257	–
7	4926	1107	467	536	+
7[a]	232	148	274	201	–
K 4	12277	832	544	317	++
K 4[a]	254	338	373	231	–
8	17969	6975	28650	8768	Kontamination
9	966	1396	769	1087	–
K 5	5672	1189	393	445	+
10	15004	6564	13286	8271	Kontamination
11	1411	1542	725	803	–
K 6	3370	1134	558	1637	+
12	12431	2342	5665	3471	Kontamination
K 7	24098	2016	7030	3038	Kontamination
13	34565	9919	1647	692	++++
14	827	771	579	526	–
15	847	326	1676	634	–
K 8	3403	1339	771	1018	+

7.1.7 Interferone

Interferone (Tabelle 20) gehören ebenfalls zu den Lymphokinen. Je nach Interferontyp sind sie ein Produkt von Monozyten, Makrophagen oder neutrophilen Granulozyten (IFN-α), von Fibroblasten (IFN-β) oder von Lymphozyten (IFN-γ).

Gamma-Interferon gehört ebenfalls zu den Lymphokinen. Es verstärkt die Bildung zytotoxischer T-Lymphozyten und ist außerdem an der Interaktion zwischen Makrophagen und T-Zellen beteiligt.

Tabelle 20. Interferonaktivität (gemessen an der Lyserate von Viren) bei spelenektomierten Patienten aus dem Überstand der allogenen MLC nach einer Laufzeit von 6 Tagen)

MLC	Verdünnung 1:3	1:9	1:27	1:81	E/l	MLC	Verdünnung 1:3	1:9	1:27	1:81	E/l
1:K1[a]	100	10			5	1[a]:K1	70	0			4
						1[a]:K1[a]	0				0
2:K1[a]	100	10			5	2[a]:K1	60	0			3
						2[a]:K1[a]	0				0
3:K2[a]		100	10		16	3[a]:K2		100	10		16
						3[a]:K2[a]	100	10	0		5
						3:0	100	30			6
4:K2[a]			90	10	46	4[a]:K2			90	10	46
						4[a]:K2[a]		90	10		16
						4:0		90	10		16
						K2:0	70	0			4
5:K3[a]		90	10		16	5[a]:K3		100	10		16
						5[a]:K3[a]	0				0
						5:0	0				0
						K3:0	0				0
6:K4[a]	0				0	6[a]:K4	0				0
						6[a]:K4[a]	0				0
7:K4[a]	50	0			3	7[a]:K4	0				0
						7[a]:K4[a]	0				0
8:K5[a]	100	20			6	8[a]:K5		80	10		14
						8[a]:K5[a]	80	0			4
						8:0	0				0
						K5:0	100	20			6
9:K5[a]		80	0		13	9[a]:K5		90	10		16
						9[a]:K5[a]	100	10			5
						9:0			80	0	40
10:K1[a]	0				0	10:K1	70	0			4
						10[a]:K1[a]	0				0
11:K5[a]		100	10		16	11[a]:K5		100	30		19
						11[a]:K5[a]	0				0
						11:0		90	0		15
12:K6[a]	0				0	12[a]:K6	0				0
						12[a]:K6[a]	0				0
						12:0	0				0
						K6:0	0				0
13:K6[a]	70	10			4	13[a]:K6	0				0
						13[a]:K6[a]	0				0
14:K7[a]	0				0	14[a]:K7[a]	0				0
						14:0	0				0
						K7:0	0				0
15:K7[a]	0				0	15[a]:K7	0				0
						15[a]:K7[a]	0				0
						15:0	0				0

[a] Stimulatorenzellen mit 3000 rad bestrahlt; die Zahlen 1–15 bezeichnen die untersuchten Personen entsprechend Tabelle 14; die Kontrollpersonen sind mit K1, K2 usw. bezeichnet; Zellzahl von Responder zu Stimulator = 1 : 1; n : 0 = Responder in Medium ohne Stimulator, Angaben in Einheiten pro Liter entsprechend Referenzwerten

Auch Bakterien sind in der Lage, die Produktion von Interferon zu induzieren. Interferon aktiviert eine Reihe von Abwehrmechanismen gegenüber Bakterien, wobei es v.a. Makrophagen in ihrer Phagozytosewirkung verstärkt (Kirchner et al. 1982).

Interferon wurde aus dem Überstand der allogenen MCL („mixed lymphocyte culture") gewonnen. Hierbei entsteht überwiegend Gamma-Interferon.

Unter den Splenektomierten war Interferon bei 3 Patienten erniedrigt, in 6 Fällen nicht nachweisbar; 6 Patienten wiesen normale Interferonaktivitäten auf, gemessen an der Lyse von Viren.

In der Kontrollgruppe war Interferon bei einer Person erniedrigt, bei 4 nicht nachweisbar. Es fiel lediglich eine hohe spontane Interferonaktivität bei 5 von 10 gemessenen Splenektomierten auf, verglichen mit den gesunden Kontrollen.

Insgesamt besteht kein offensichtlicher Unterschied hinsichtlich der Interferonbildung zwischen Splenektomierten und Gesunden. Bei den Splenektomierten war kein Zusammenhang der Interferonbildung mit dem Vorhandensein und dem Ausmaß von Nebenmilzen erkenntlich.

7.1.8 Proliferationstests

Lymphzytentransformationstest. Der Lymphozytentransformationstest (LTT) ist ein Aktivierungstest für Lymphozyten, bei dem diese Zellen unter der Einwirkung von Mitogenen in Lymphoblasten transformiert und zur Zellteilung angeregt werden (Tabelle 21). Es ist ein In-vitro-Test, um die Proliferationsfähigkeit und die zelluläre Vorbereitung immunologischer Abwehrreaktionen zu prüfen.

Als Mitogene können verschiedene Planzenlektine und bakterielle Komponenten eingesetzt werden.

Als Mitogene wurden in unseren Tests die planzlichen Lektine CON A (Concanavalin A, 25 μg/ml), PWM („pokeweed mitogen", 5 μg/ml) und LAG (Leukagglutinin, 1 μg/ml) verwendet. Die Zahl der zu transformierenden Lymphozyten wurde auf $1 \cdot 10^5$/well[2] mit einer Laufzeit von 3 Tagen in R10 AB^+ als Medium eingestellt. Während CON A und LAG teils gleiche, teils unterschiedliche T-Zellsubpopulationen aktivieren, werden durch PWM zusätzlich zahlreiche B-Lymphozyten zur Teilung angeregt.

Das Proliferationsverhalten der Lymphozyten im Lymphozytentransformationstest zeigte weder mit LAG, noch CON A und PWM Unterschiede zwischen Splenektomierten und Gesunden.

Mixed Lymphocyte Culture (gemischte Lymphozytenkultur, MLC). MLC ist ebenfalls ein In-vitro-Test, bei dem Lymphozyten (Responder) durch Proliferation auf Exposition mit fremden Histokompatibilitätsantigenen nicht verwandter Lymphozyten (Stimulator) reagieren (Tabelle 22). Die Stimulatorzellen werden mit 3 000 rad bestrahlt, um die DNS-Synthese zu verhindern, ohne aber die RNS-Replikation und die Proteinsynthese aufzuheben, so daß die Stimulatorzellen während der ersten Tage der MLC noch ausreichend

---

[2] Pro Vertiefung der Kulturplatte

Tabelle 21. Lymphozytentransformationstest bei splenektomierten Patienten. (*K* Kontrollpersonen. Ansatz: 10 · 10^5 Zellen/well, Medium R10AB$^+$, Laufzeit 3 Tage, Markierzeit 6 h mit 1μCi 3H-Thymidin je Ansatz, angegebenen sind dpm (Desintegrationen/min) unter „Zellkontrolle" ist die spontane Proliferation angegeben)

	LAG	Con A	PWM	Zellkontrollen
1	90556	25435	15439	1804
2	53018	12837	8758	2964
K 1	154053	76763	32835	2643
3	143293	1918	25248	4027
4	73716	1464	17725	5025
K 2	93175	2125	8955	3837
5	79508	1007	19665	1330
K 3	58485	1110	17224	633
6	94284	530	1946	382
7	39442	607	3964	1903
K 4	52601	1646	15863	5492
8	127742	2097	29058	9201
K 5	143894	2141	46714	12255
9	162014	3385	43180	30843
K 6	79181	1652	55772	15544
10	121655	1755	28430	21086
K 5	143894	2141	46714	12255
11	184350	4022	20352	16769
K 6	79181	1652	55772	15544
12	123082	105568	88582	3306
13	88662	47012	48949	6118
K 7	27691	44713	31714	1356
14	42540	5129	46716	589
15	102668	1227	30139	696
K 8	45613	3770	59167	591

synthetisieren und metabolisieren, um eine Proliferation der Responderzellen auszulösen. Responderzellen sind v.a. T_H-Lymphozyten mit obligater Makrophagenkooperation (T-Helferzellen). B-Zellen und O-Zellen können aber auch bei der MLC proliferieren.

Die MLC wird als Histokompatibilitätsverträglichkeitsuntersuchung und als ein weiterer Test für die Immunkompetenz von T-Zellen angewendet.

Die MLC wurde mit allogenen Zellen von 8 Kontrollpersonen als Stimulatorzellen durchgeführt. Der Patient Nr. 6 erwies sich bei der MLC sowohl als schwacher Responder wie auch als Stimulator.

Die Patienten Nr. 8, 9, 10 und 13 zeigten eine hohe Rate der Spontanproliferation, ebenso wie bei der LTT. Sie proliferierten spontan stärker oder zumindest gleichwertig im Vergleich zur Stimulation mit allogenen Zellen.

Tabelle 22. Allogene ML C bei spelektomierten Patienten (*S* Kontrollpersonen als Stimulator. Ansatz: 1 · 10^5 je Stimulator- und Responderzellen/well, Medium R10AB$^+$, Laufzeit 6 Tage, Markierzeit 6 h mit 1μCi 3H-Thymidin je Ansatz; angegebenen sind dpm, [a] mit 3000 rad bestrahlte Zellen; Zellkontrolle = Spontanproliferationsrate)

n	n : S^a	n^a : S	n^a : S^a	Zellkontrolle n (Responder)	Zellkontrolle S (Stimulator)
1	6643	8122	464	1044	3207
2	3475	5111	575	2053	3207
3	96771	61717	475	14224	7858
4	39268	77123	1085	14245	7858
5	155700	164039	1079	23444	24251
6	3136	9687	195	345	5517
7	17710	25990	248	4140	5517
8	49268	47383	888	54988	24637
9	25229	32011	299	23975	18124
10	46045	58103	793	111208	24637
11	30646	30920	232	22050	18124
12	39464	20064	1164	17870	1127
13	22019	5810	446	41035	1127
14	8538	17915	457	1208	1484
15	11075	15029	849	1865	1484

7.1.9 Natural Killing (Zytotoxizitätstest)

Aufgrund ihrer Fähigkeit, gewisse Zielzellen (Target) zu lysieren, werden verschiedene Zellen als Killerzellen bezeichnet (Tabelle 23). Drei verschiedene Killerzellarten werden unterschieden:

1. NK-Zellen (Natural Killer): Sie können aufgrund von Oberflächenmarkern von T-Zellen unterschieden werden. Sie sind in der Lage, ohne Antikörper und ohne immunologische Spezifität bestimmte Target-Zellen zu lysieren. Sie werden charakterisiert durch ihre Fähigkeit, ein breites Spektrum von Zellen, v.a. Lymphomzellen und andere Tumorzellen, insbesondere Leukämiezellen, darüber hinaus aber auch normales Gewebe wie Fibroblasten, Thymozyten und verschiedene Knochenmarkzellen zu lysieren, wobei allerdings normale Zellen weniger empfänglich gegenüber der Lyse sind als Tumorzellen.

2. Zytotoxische T-Zellen: Diese Zellen sind in der Lage, veränderte Histokompatibilitätskomplexe (MHC = „mature histocompatibility complex") zu erkennen und zu lysieren (z.B. Viren, Tumorzellen, Transplantatzellen). Die Zytolyse wird ebenfalls unabhängig von Antikörpern erreicht.

3. K-Zellen: Als K-Zellen werden lympoide Zellen bezeichnet, die weder polymorphkernige Granulozyten, noch Makrophagen sind, noch die klassischen Marker der reifen T- und B-Zellen tragen. K-Zellen besitzen ein zytolytisches Potential, das sie nur in Anwesenheit von Antikörpern (IgG) entfalten (= ADCC, „antibody-dependent-cell-mediated-cytotoxicity").

Als Zielzellen der K-Zellen können alle Zellen dienen, die durch entsprechende Antikörper besetzt (sensibilisiert) sind, welche wiederum von dem Fc-Rezeptor der K-Zellen gebunden werden.

Tabelle 23. Cytotox (NK) mit K 562 und PDe-B1 als Targets. (Targets: $1 \cdot 10^3$ Zellen/well; Effektorzellen = Patienten: $2 \cdot 10^5$ und $2 \cdot 10^4$ Zellen/well. Medium R10F+, Laufzeit 22 h, *OR* Nullrelease, *BR* Baselinerelease, jeweils in %)

	K 252 OR (%)	BR (%)	$2 \cdot 10^5$ Z/w	$2 \cdot 10^4$ Z/w	PDe-B1 OR (%)	BR (%)	$2 \cdot 10^5$ Z/w	$2 \cdot 10^4$ Z/w
1					14,0	28,1	6,5	0,6
2							5,2	0
K1							2,5	0
3	36,4	21,1	5,6	2,7				
4			26,3	1,1				
K2			10,2	0,2				
5	10,0	25,4	11,4	1,5				
K3			16,8	5,2				
8	7,0	17,3	35,0	10,8	7,0	4,9	16,3	3,5
K5			22,8	8,9			10,9	2,9
9	9,9	25,0	15,5	3,3	24,9	25,3	11,0	4,6
K6			19,1	1,3			16,7	4,3
10	7,0	17,3	28,6	10,9	7,0	4,9	10,3	2,5
K5			22,8	8,9			10,9	2,9
11	9,9	25,0	21,0	2,3	24,9	25,3	14,3	5,1
K6			19,1	1,3			16,7	4,3
12	29,7	13,9	25,2	0	10,7	31,9	15,9	0,2
13			30,2	4,4			16,5	0
K7			27,3	4,3			13,3	3,1

ADCC-Aktivitäten können nicht nur von K-Zellen, sondern darüber hinaus auch von polymorphkernigen Neutrophilen, Monozyten und Makrophagen entfaltet werden.

Interferone und Interleukin-2 verstärken die lytische Wirkung von NK- und K-Zellen. Während Interferon auch die lytische Kapazität zytotoxischer T-Zellen erhöht, ist Interleukin-2 vornehmlich bei der Differenzierung von zytotoxischen T-Zellen, weniger bei deren lytischer Aktivität beteiligt.

Bei unseren splenektomierten Patienten wurde die NK-Aktivität gemessen. Als Zielzellen dienten die Zellinien K 562 (eine humane Leukämiezellinie) und PDE-B1 (eine durch Ebstein-Barr-Virus transformierte B-Zellinie (Leibold 1976). Die Durchführung des Tests erfolgte nach der von Leibold mitgeteilten Methodik (Leibold u. Bridge 1979; Leibold et al. 1980).

Insgesamt zeigte sich bei unseren Untersuchungen kein signifikanter Unterschied der NK-Altivität zwischen Splenektomierten und Kontrollpersonen.

7.1.10 Zellmarkeranalyse

Die Differenzierung der mononukleären Zellen im peripheren Blut erfolgte mit den monoklonalen Antikörpern OKT 3 (PAN-T-Zellen), OKT 8 (T-Suppressorzellen), 91d6 (T-Helferzellen), S39 (Monozyten) und SIF, einem polyvalenten Heteroantiserum gegen IgG, IgM und IgA (Tabelle 24).

Bei 14 der Splenektomierten war die Zellmarkeranalyse verwertbar. Die Zahl der PAN-T-Zellen war bei 7 von 14 erniedrigt, hierbei jedoch nur bei 2 signifikant; bei weiteren 2 waren sie grenzwertig und bei 5 normal. In der Kontrollgruppe wies eine Person eine (nicht signifikante) Erniedrigung der PAN-T-Zellen auf, in einem weiteren Fall waren sie grenzwertig erniedrigt.

Bei der Differenzierung in T-Supressor- und T-Helferzellen waren die Ergebnisse divergierend. Bei den Splenektomierten, die normale PAN-T-Zellen aufwiesen, war in allen Fällen eine Verschiebung von T-Suppressor- oder T-Helferzellen außerhalb des Normbereichs zu beobachten, desgleichen bei den Splenektomierten mit erniedrigten PAN-T-Zellen. Ähnliche Befunde waren bei den Kontrollpersonen zu erheben. Insgesamt bestand die Tendenz verminderter T-Helferzellwerte bei 13 der 15 Splenektomierten.

Die T-Suppressorzellen waren bei 5 Splenektomierten normal, bei 4 erhöht und bei den übrigen erniedrigt.

Neun Splenektomierte wiesen eine Erhöhung der Monozyten auf, welche z.T. mit dem Ergebnis des Differentialblutbildes ohne Zellmarker korrelierte. Unter den Kontrollpersonen zeigte nur eine erhöhte Monozytenwerte. Eine Abnahme der Monozyten fand sich bei keinem der Splenektomierten, jedoch bei einer Person der Kontrollgruppe.

Die B-Zellen waren bei 5 Patienten erhöhte, bei 5 erniedrigt und bei 4 normal. In der Kontrollgruppe lagen bei den B-Zellen in 4 Fällen Normalwerte vor, bei 3 waren sie erniedrigt, bei einem erhöht.

Insgesamt fällt damit bei den Splenektomierten eine Verminderung der PAN-T-Zellen und eine Erhöhung der Monozyten auf.

Tabelle 24. Zellmerkeranalyse mit den monoklonalen Antikörpern OKT 3, OKT 8, 91d6, S39 und SIF. (Normalwerte in Klammern, *n* normal)

	Kontrolle (–)	PAN-T-Zellen (70 ± 10)	T-Suppressor-zellen (21 ± 4)	T-Helfer-zellen (40 ± 5)	Monozyten (10 ± 6)	B-Zellen (10 ± 5)
1	4	26	26	28	31	3
2	1	n	10	26	19	1
K 1	5	n	9	n	n	2
3	1	n	34	30	n	2
4	3	36	4	18	n	4
K 2	–	n	n	27	n	1
5	–	56	n	30	n	16
K 3	–	n	14	n	n	n
7	2	47	n	31	19	4
K 4	1	n	40	19	n	n
8	–	n	n	30	n	17
K 5	2	90	n	51	3	20
9	–	n	39	28	n	16
K 6	–	n	42	31	n	4
10	1	49	n	52	31	22
K 5	2	90	n	51	3	20
11	1	59	7	32	19	n
K 6	–	n	42	31	n	4
12	–	n	n	20	53	n
13	–	46	n	34	44	n
K 7	–	58	28	13	n	n
14	2	49	35	14	29	21
15	5	58	26	n	18	n
K 8	–	51	42	24	21	n

7.1.11 Immunglobuline

Bei Splenektomierten wird v.a. eine Verminderung des Immunglobulins M als Ursache der reduzierten Opsonierung von Bakterien diskutiert.

Bei den Splenektomierten in unserer Untersuchungsgruppe fand sich in 3 Fällen eine Verminderung von IgG, bei den gleichen Patienten eine Verminderung von IgA und bei einem dieser 3 Patienten eine Verminderung von IgM und bei 2 weiteren ebenfalls eine Verminderung von Immunglobulin M.

Damit war bei den Patienten keine globale Abnahme der Immunglobuline offensichtlich (Tabelle 25).

Tabelle 25. Immunglobuline (Normalwerte in Klammern, *n* normal)

	IgG (800–1800 mg/dl)	IgA (90–350 mg/dl)	IgM (60–280 mg/dl)
1	n	n	n
2	797,4	429,2	n
3	664,7	70,0	42,4
4	n	436,7	n
5	687,4	81,4	n
6	n	n	n
7	732,8	70,6	n
8	n	n	n
9	n	n	n
10	n	n	49,1
11	n	n	n
12	n	n	n
13	n	n	n
14	n	n	15,6
15	n	n	57,4

7.1.12 Komplementsystem

Zur Erfassung der Komplementaktivität wurden die Faktoren C3 als zentrale Komponente des alternativen und des klassischen Reaktionswegs und C1 und dessen Folgeprodukt C4 als Faktoren des klassischen Reaktionswegs bestimmt. Darüber hinaus wurde die hämolytische Gesamtaktivität des Komplements gemessen. Es zeigte sich hierbei bei 10 der Splenektomierten eine Erniedrigung von C3. C1 war in allen Fällen normal. C4 fand sich bei 5 Patienten erniedrigt. Die hämolytische Gesamtaktivität war nur bei 2 Patienten normal (Tabelle 26).

7.1.13 Antistreptolysin- und Antistaphylolysintiter

Der Antistreptolysin- und der Antistaphylolysintiter war bei 2 Patienten pathologisch (Patient 1 und 13). Dies wäre zu erklären durch die anamnestische Angabe gehäufter Tonsillitiden.

7.1.14 Epikutantest mit Recall-Antigenen

Die verzögerte Hypersensibilitätsreaktion der Haut gibt die zellvermittelte Immunität eines Individums wieder. Das bekannteste Verfahren zur Bestimmung dieser Reaktion ist der Tine-Test. Es handelt sich um eine Epikutantestung, bei der durch Applikation mittels eines Stempels Alttuberkulin in die Haut eingebracht wird (Tabelle 27). Auf dem gleichen Prinzip beruht der Multitest Merieux, den wir bei unseren Patienten anwandten. Hierbei werden mit einem Stempelsystem Antigene verschiedener Bakterien und Pilze in die Haut appliziert.

Tabelle 26. Komplementfaktoren C 3, C 1 und C 4 sowie hämolytische Gesamtaktivität (Normalwerte in Klammern, *n* normal)

	C 3 (70–120 mg/dl)	C 1 (15–35 mg/dl)	C 4 (20–50 mg/dl)	Gesamtaktivität (30–110 CH_{100})
1	66	n	n	26
2	59	n	n	18
3	n	n	19	19
4	56	n	n	21
5	41	n	n	21
6	n	n	n	n
7	n	n	19	n
8	n	n	n	25
9	n	n	n	25
10	43	n	16	24
11	66	n	18	24
12	61	n	n	28
13	49	n	n	17
14	47	n	< 5	25
15	54	n	n	25

Folgende Antigene sind enthalten:

1. Tetanustoxoid (550000 E/ml),
2. Diphtherietoxoid (1100000 E/ml),
3. Streptokokkenantigen (2000 E/ml),
4. Alttuberkulin (300000 IE/ml),
5. Glyzerin (Lösungsmittel als negative Kontrolle),
6. Candida-albicans-Antigen (2000 E/ml),
7. Trichophyton-Mentagrophytes-Antigen (150 E/ml),
8. Proteus-mirabilis-Antigen (150 E/ml).

Das Ergebnis der epikutanen Hautreaktion wird nach 48 h abgelesen. Die Durchmesser der aufgetretenen Hautinfiltrate werden bestimmt. Die Summe dieser Durchmesser wird als Score bezeichnet, wobei zusätzlich die Zahl der positiven Reaktionen mitgeteilt wird. Eine Reaktion ist dann positiv, wenn ihr Durchmesser nach 48 h mindestens 2 mm beträgt. Frauen zeigen im Vergleich zu Männern meist eine geringere Reaktion. Unter dem 16. Lebensjahr läßt nur der direkte Vergleich mit Gleichaltrigen eine Beurteilung der Epikutanreaktion zu. Bei Erwachsenen wird ein Score unter 2 mm als Ausdruck einer Anergie und ein Score zwischen 2 und 5 mm als hyperge Reaktion gewertet. Ein Score von 5–40 mm bei Männern und von 5–28 mm bei Frauen wird als normerg bezeichnet. Ein Score über 40 mm bei Männern und über 20 mm bei Frauen ist Ausdruck einer hyperergen Reaktion.

Die Ergebnisse der Epikutantestung der splenektomierten Patienten wurden jeweils mit alters- und geschlechtsgleichen Kontrollpersonen verglichen. Hierbei zeigten die Splenektomierten eine signifikant geringere Reaktion ($p < 0{,}01$).

Tabelle 27. Epikutantestung mit Recall-Antigenen (Merieux-Test). (Die Zahlen geben den Durchmesser der entstandenen Infiltrate wieder)

	Tetanus	Diphtherie	Streptokokken	Tuberkulin	Glyzerin	Candida	Trichtophyton	Proteus	Score
1	2	–	–	–	–	–	–	–	2/1
K 1	–	–	–	–	–	–	–	–	0/0
2	2	–	4	–	–	–	–	–	6/2
K 2	–	–	4	–	–	–	3	–	7/2
3	5	3	–	–	–	–	–	–	8/2
K 3	2	–	–	–	–	–	–	–	2/1
4	4	2	–	–	–	5	5,5	–	16,5/4
K 4	5	2	3	9	–	–	–	–	19/4
5	3	–	–	4	–	–	–	–	7/2
K 5	2	–	–	2	–	–	–	–	4/2
6	3	–	–	–	–	3	–	3	9/3
K 6	4	–	–	3	–	4	–	3	14/4
7	3	–	–	–	–	–	–	–	3/1
K 7	6	3	–	–	–	–	–	–	9/2
8	2	–	4	–	–	3	–	–	9/3
K 8	4	2	3	–	–	2	–	3	14/5
9	3	–	–	–	–	–	–	–	3/1
K 9	5	2	–	2	–	–	–	–	9/3
10	4	–	–	–	–	–	–	–	4/1
K 10	6	4	3	–	–	–	3	4	20/5
11	5	–	–	–	–	–	–	–	5/1
K 11	8,5	4,5	3	–	–	2	–	–	18/4
12	–	–	–	–	–	–	–	–	0/0
K 12	7	4	–	3	–	2	–	4	20/5
13	5	3	4	–	–	4	–	–	16/4
K 13	3	–	–	–	–	–	–	–	3/1
14	–	–	–	–	–	–	–	–	0/0
K 14	5	–	–	5	–	–	–	–	10/2
15	4	–	–	–	–	–	–	–	4/1
K 15	3	–	–	–	–	–	–	–	3/1

7.1.15 Zusammenfassung

Bis auf 2 wiesen alle Patienten im peripheren Blut Howell-Jolly-Körperchen oder andere pathologische Zellelemente auf. Die beiden Patienten mit fehlenden Jolly-Körperchen besaßen szintigraphisch Milzregenerate in einer Menge von etwa 1/4 derjenigen normaler Milzen (Tabelle 28).

Bei 7 Splenektomierten war im Serum die alkalische Phosphatase erhöht. Hierunter waren alle 4 nachuntersuchten Kinder enthalten. Inwieweit eine Erhöhung der alkalischen Phosphatase mit der Entfernung der Milz in Verbindung zu bringen ist, ist bei Erwachsenen unklar. Bei der Überprüfung verschiedener immunologischer Parameter zeigte sich, daß der Zytotoxtest, der Lymphozytentransformationstest und die gemischte Lymphozytenreaktion (MLC) keine offensichtlichen Veränderungen bei Splenektomierten ergaben.

Die In-vitro-Phagozytose der neutrophilen Granulozyten und der Makrophagen war bis auf einen Spelenktomierten zumindest in einer Partialfunktion gestört. Wenn man eine Verminderung der Chemotaxis und der Migration als geringfügige Störung ansieht, so war bei 8 Patienten die interzelluläre Abtötung von Bakterien entweder durch die Mikrophagen oder die Makrophagen vermindert.

Interleukin-2 war bei 7 von 12 Splenektomierten nicht nachweisbar. Ein Zusammenhang zwischen der Splenektomie und der Interleukin-2-Produktion wäre daher denkbar.

Interferon konnte bei 5 Splenektomierten nicht nachgewiesen werden, allerdings auch nicht bei 2 von 7 Kontrollpersonen.

Bei der Zellmarkeranalyse fiel eine Monozytose bei Splenektomierten auf. Die Zahl der PAN-T-Zellen war häufig vermindert. jedoch nur bei 2 Personen signifikant. Hiervon waren die T-Helferzellen häufiger betroffen als die Suppressorzellen. Der Anteil der B-Zellen war unterschiedlich.

Als Ausdruck einer Störung der zellvermittelten Immunität war die Reaktion gegenüber Recall-Antigenen bei der Epikutantestung reduziert.

Im Komplementsystem fand sich eine Minderung des Komplementfaktors C3 und der hämolytischen Gesamtaktivität. Diese Befunde waren allerdings wechselnd. Eine schwerwiegende Verminderung der Immunglobuline bestand nicht.

Insgesamt ist keine Korrelation erkennbar zwischen:

- Beschwerden hinsichtlich Infektionskrankheiten,
- Veränderungen der untersuchten Parameter,
- Nachweis und Ausmaß von Milzregeneraten.

Da eventuelle pathologische Befunde am ehesten bei solchen Splenektomierten zu erwarten waren, welche gehäuft über Erkrankungen durch Infektionen klagten, wurden solche Patienten bevorzugt in die Untersuchung einbezogen. 80% der Nachuntersuchten gaben diesbezügliche Klagen an. Im Gesamtkrankengut der wegen eines Traumas splenektomierten Patienten unserer Klinik waren hingegen 55% überhaupt beschwerdefrei, und lediglich etwa 20% gaben Beschwerden an, die in Zusammenhang mit gehäuften bakteriellen Infektionen zu erklären wären. Die tatsächliche Häufigkeit schwerwiegender immunologischer Veränderungen wäre deshalb nur anhand eines größeren Krankengutes aufzuzeigen, wobei auch beschwerdefreie Splenektomierte einzubeziehen wären. Aufgrund der erhobenen Befunde wäre eine derartige Nachuntersuchung mit folgenden Parametern sinnvoll:

- In-vitro-Phagozytose von neutrophilen Granulozyten und Makrophagen,
- Interleukin-2 und evtl. Interferon,

Tabelle 28. Übersicht der erfaßten pathologischen Parameter mit eventueller relevanter Bedeutung. (Normalbefunde sind nicht wiedergegeben; *n* nicht durchgeführt oder nicht verwertbar; – erniedrigt oder nicht nachweisbar; –– stark erniedrigt; + erhöht; ++ stark erhöht; *a* anerg; *h* hyperg)

Patient	Nebenmilzen	Alkalische Phosphatase	Leukozyten	Thrombozyten	Jolly-Körper	Phagozytose neutrophilkerniger Granulozyten	Phagozyte Makrophagen	Il-2	IFN	MLC	NK	PAN-T-Zellen	T-Suppressorzellen	T-Helferzellen	Monozyten	B-Zellen	IgG	IgA	IgM	C 3	Hämolytische Gesamtaktivität	Merieux-Test
1	–		+	++	+	––		–				––	+	–	++	–				–	–	h
2	–		–		+	––		–					––	–	+	––	–	+		–	–	
3	<1/5	+	+	+	+		–						++	–		––	–	–	–		–	
4	–			+	+	––	–					––	––	––		–		+		–	–	
5	<1/5	+		++	+	––	––					–		–		+	–	–		–	–	
6	–		+		+	––	––	–	–	–	n	n	n	n	n	n						
7	–	++	+	++	+	––	––				n	––		–	+	–	–	–				h
8	1/4	+					–	n		+				–		+					–	
9	–	++	–	++	+			–		+			++	––		+					–	h
10	–	++			+		––	n	–	+		––		+	++	+			–	–	–	h
11	<1/5		+	+	+	––	–	–				–	––	–	+					–	–	h
12	1/4					–	–	n	–					––	++					–	–	a
13	–				+	–	–			+		––		–	++					–	–	
14	<1/5				+		–	–	–		n	––	++	––	+	+			–	–	–	a
15	–	++		++	+		–	–	–		n	–	+		+				–			h

- Komplementfaktor C3 und hämolytische Gesamtaktivität,
- Immunglobulin M,
- Zellmarkeranalyse,
- Epikutantest.

7.2 Tierexperimentelle Untersuchungen

Anlaß für die durchgeführten tierexperimentellen Untersuchungen waren mehrere Gesichtspunkte:

1. Einmalige Untersuchungen bei splenektomierten Patienten spiegeln einen *momentanen* Befund wider. Individuelles Verhalten und unterschiedlicher Abstand zur Splenektomie können die Ergebnisse beeinflussen. Verlaufsbeobachtungen liefern möglicherweise weitere Erkenntnisse.
2. Das Proliferationsverhalten und die spontane Zytotoxität der mononukleären Zellen war bei den von uns untersuchten Patienten im wesentlichen normal.
   Wir hatten jedoch von einer Patientin, die in unserer Klinik splenektomiert worden war und später an einer Postsplenektomiesepsis starb, Blut zur Verfügung, das zum Zeitpunkt ihres Todes entnommen worden war. Es wurde im Vergleich zu einer Kontrollperson gegenüber 2 Targets eine deutlich erniedrigte spontane Zytotoxität festgestellt (Tabelle 29).

Es stellte sich daher die Frage, ob sich nicht unter den Bedingungen einer Sepsis das Proliferationsverhalten und die spontane Zytotoxität der mononukleären Zellen ändern.

Für immunologische Untersuchungen werden überwiegend Ratten und Mäuse herangezogen. Diese Tiere schieden jedoch aus 2 Gründen aus:

- Sie sind gegenüber bakteriellen Infektionen wesentlich resistenter als andere Spezies.
- Für die anstehenden Untersuchungen wurden Blutmenge der Größenordnung zwischen 60 und 100 ml benötigt, welche wiederholt nur von größeren Tieren entnommen werden können.

Unter den größeren Versuchstieren ist eine Reihe von immunologischen Testsystemen für Schweine etabliert. Für diese Tiere stehen auch Vergleichswerte zur Verfügung. Aufgrund der lokalen Gegebenheiten mußten die Untersuchungen jedoch an Hunden vorgenommen werden. Die Untersuchungen wurden deshalb bei erwachsenen männlichen Beagles durchgeführt. Wegen des Aufwands der Versuche mußte die Zahl der untersuchten Tiere auf insgesamt 6 beschränkt werden.

7.2.1 Versuchsablauf

Sechs männliche erwachsene Beagles-Hunde im Alter von etwa einem Jahr wurden in 2 Gruppen unterteilt: Je 2 Tiere wurden

- scheinoperiert, wobei sie lediglich laparotomiert wurden (Nr. 13, 14),
- splenektomiert (Nr. 9 und 11),
- splenektomiert, worauf das gesamt Organ in Partikeln in eine Tasche des großen Netzes replantiert wurde (Nr. 10, 12).

Tabelle 29. Zytotoxtest einer 21jährigen Patientin, die an einer Postsplenektomiesepsis starb. (Blutentnahme zum Zeitpunkt ihres Todes)

Target	Jurkat		PDe-B 1	
	Patient	Kontrolle	Patient	Kontrolle
OR (%)	2,2	14,7	8,9	6,2
BR (%)	24,7	7,3	17,4	20,5
4 · 10^4 Z/well 2 · 10^4 Z/well	3,7	8,7	4,1	3,5
2 · 10^5 Z/well	2,8	23,5	5,2	14,9

Präoperativ und mehrfach nach der Operation (8 Tage, 14 Tage, 5 Wochen, 7 Wochen, 12 Wochen und 21 Wochen) wurden folgende Untersuchungen durchgeführt:

- Differentialblutbild,
- allogene „mixed lymphocyte culture",
- spontane und antikörperabhängige Zytotoxizität (NK und ADCC),
- zytotoxische Wirkung des Serums,
- Makrophagenfunktion (stichprobenhaft),
- Serumkomplement.

Fünf Monate nach der Operation wurden die Tiere durch Injektion von Pneumokokken (i.v.) den Bedingungen einer Sepsis unterworfen; 2 und 9 Tage später wurde das oben genannte Untersuchungsprogramm wiederholt.

7.2.2 Methodik

7.2.2.1 Splenektomie und Replantation

Die Laparotomie erfolgte über eine mediane Oberbauchinzision. Die bei Hunden sehr mobile Milz wurde vor die Bauchdecken gelagert und hilusnah abgesetzt. Bei 2 Tieren wurde die Milz nach vorheriger Aufarbeitung in Partikeln vollständig zwischen die Blätter des großen Netzes replantiert (Abb. 7).

Aufgrund von Voruntersuchungen mit Replantation unterschiedlich großer Partikel und späterer histologischer Untersuchung der Regenerate hatte sich gezeigt, daß Partikel zwischen 0,2 und 0,5 mm nach 3 Monaten bis zu 2 Jahren am ehesten Milzgewebe ähnelt. Der bindegewebige Anteil war dann am geringsten. Jedoch zeigten auch diese Milzregenerate breite Bindegewebsfelder zwischen dem lymphatischen Gewebe, welches nur einzelne Lymphfollikel aufwies. Auch die Kapsel an der Oberfläche war jeweils erheblich bindegewebig verbreitert mit ausgeprägter Hyperämie und reichlich Siderophagen. Morphologisch besteht damit nur eine gewisse Ähnlichkeit mit Milzparenchym (Abb. 8 und 9).

Die Präparation der Milzpartikel führten wir folgendermaßen durch: Mit einem Skalpell wurde die Milz in 0,5 mm dicke Scheiben von einer durchschnittlichen Fläche von 2–6 cm^2 aufgearbeitet. Die verbliebenen Parenchymreste wurden durch ein Sieb mit einem Porendurchmesser von etwa 0,7 mm vorsichtig passiert. Anschließend wurden die Netzblätter taschenförmig auseinanderpräpariert und die aufgearbeiteten Milzpartikel flächenhaft eingebracht. Die Inzision dieser Tasche wurde anschließend wieder vernäht (Abb. 6).

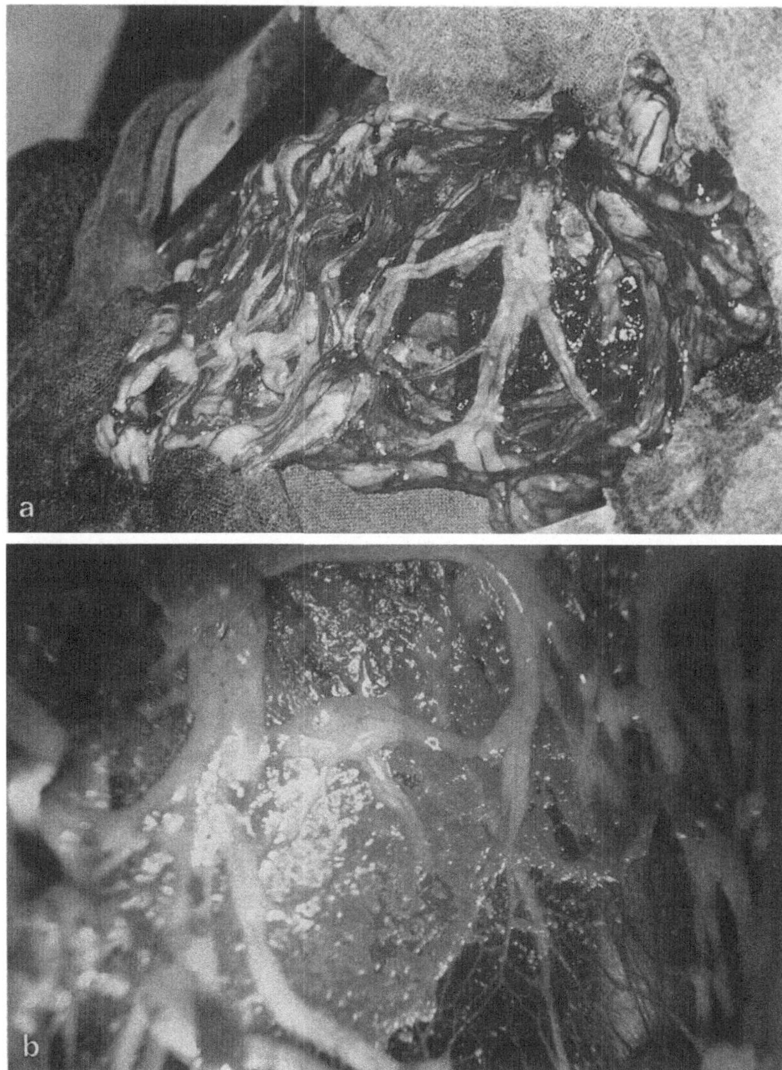

Abb. 7a, b. Zwischen die Blätter des großen Netzes replantierte Milzscheiben von ca. 0,5 mm Dicke (**a**) und Milzpartikel von 0,2 mm–0,5 mm Durchmesser (**b**)

Sechs Monate nach der Replantation wurden die betroffenen Tiere szintigraphiert. Hierbei wurden autologe Erythrozyten durch Wärme bei 49° alteriert, mit 99^{m} Technetium markiert und anschließend reinjiziert.

Bei beiden Tieren stellte sich kein Milzgewebe, jedoch sehr kräftige das lymphoretikuläre Gewebe der Leber dar (Abb. 10).

Die beiden Hunde wurden daraufhin nach diesem Szintigramm relaparotomiert, wobei sich bei beiden ein tumorartiges Milzregenerat im großen Netz zeigte, welches bei dem einen Tier etwa 1/3 und bei dem anderen etwa 1/4 der Größe einer normalen Milz entsprach (Abb. 11).

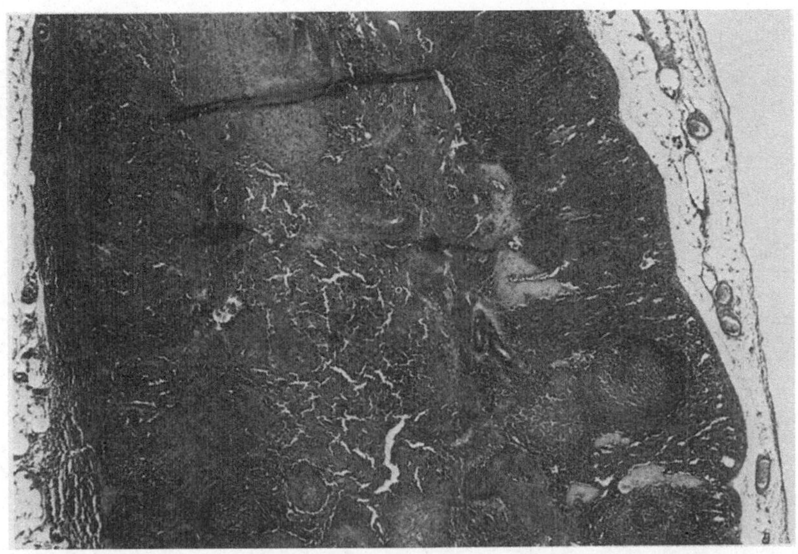

Abb. 8. Histologisches Bild eines Milzregenerats 2 Jahre nach Replantation mit deutlicher Fibrose

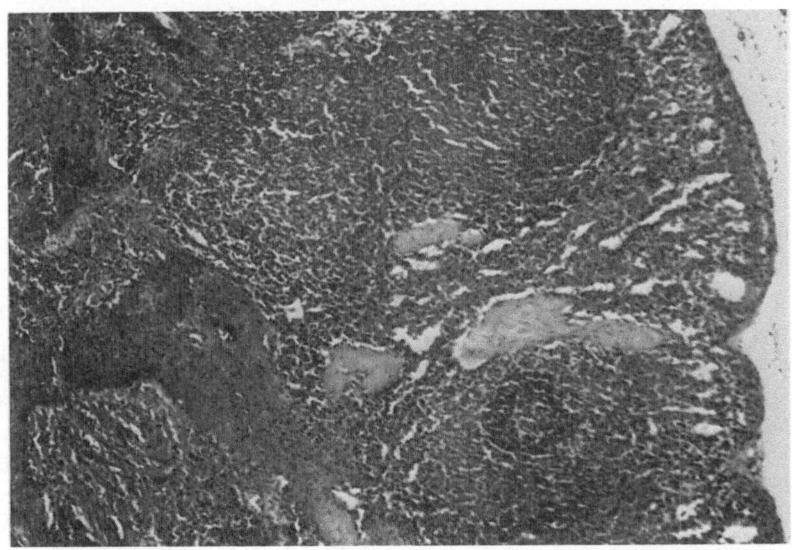

Abb. 9. Histologisches Bild eines Milzregenerats 2 Jahre nach der Replantation (Vergrößerung von Abb. 7) mit Lymphfollikeln

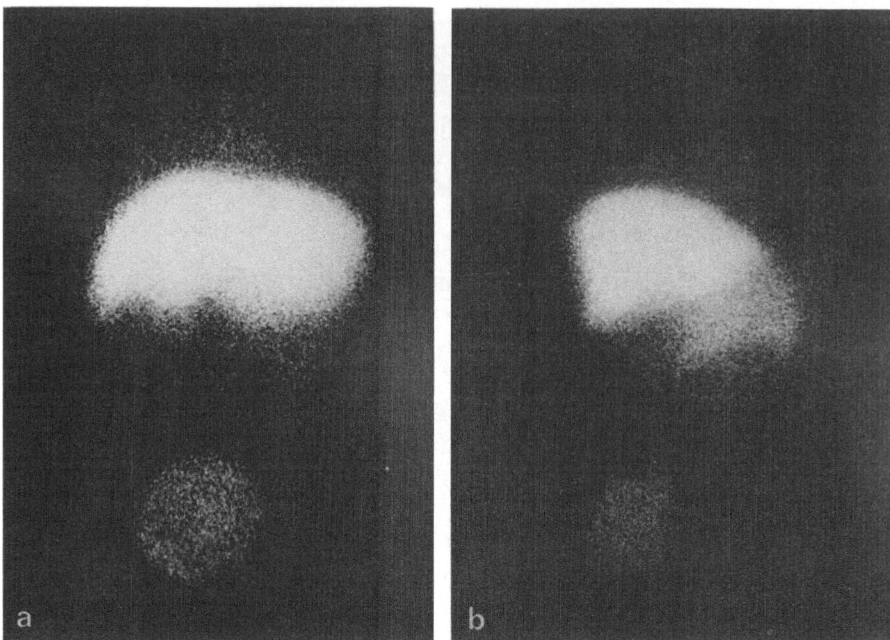

Abb. 10a, b. Szintigramm mit 99^{m}-Technetium 6 Monate nach Replantation von Milzpartikeln. Darstellung der Leber und der Blase, jedoch nicht der Regenerate. [Aufnahmen a.p. links (**a**) und seitlich recht (**b**)]

7.2.2.2 Separation der mononukleären Zellen

Die Technik der Separation *menschlicher* mononukleärer Zellen läßt sich nur teilweise auf die Präparation von Hundezellen übertragen. Bei Voruntersuchungen zeigte sich, daß Hundezellen sehr viel empfindlicher gegenüber verschiedenen Einflüssen sind. In Anlehnung an die Methodik von Grosse-Wilde wurde die Separation folgendermaßen durchgeführt:

Venenblut wurde mit dem von Iscove angegebenen Medium (Iscove 1978) im Verhältnis 1 : 1 verdünnt und anschließend in 50-ml-Falconröhrchen auf einem diskontinuierlichen Dichtegradienten aus Ficoll-Isopaque (Dichte = 1,077 g ml) überschichtet und über 20 min bei 2 500 Umdrehungen/min (= 1 000 g) zentrifugiert. Der Überstand der weißen Zellen wurde 2mal mit PBS-Pufferlösung gewachsen und anschließend bei 1 500 Umdrehungen/min (= 380 g) bzw. 700 Umdrehungen/min (= 80 g) über 10 min zentrifugiert. Anschliessend wurden die Zellen nach Färbung mit Akridinorange im UV-Licht nach mononukleären und polymorphkernigen Zellen differenziert und quantifiziert. Der Anteil der mononukleären lymphoiden Zellen betrug zwischen 50 und 100%, meistens jedoch um 90%.

Die isolierten mononukleären Zellen wurden zu folgenden Tests verwendet:
- Lymphozytentransformationstest,
- Mixed lymphocyte culture,
- spontane Zytotoxizität,
- antikörperabhängige Zytotoxizität.

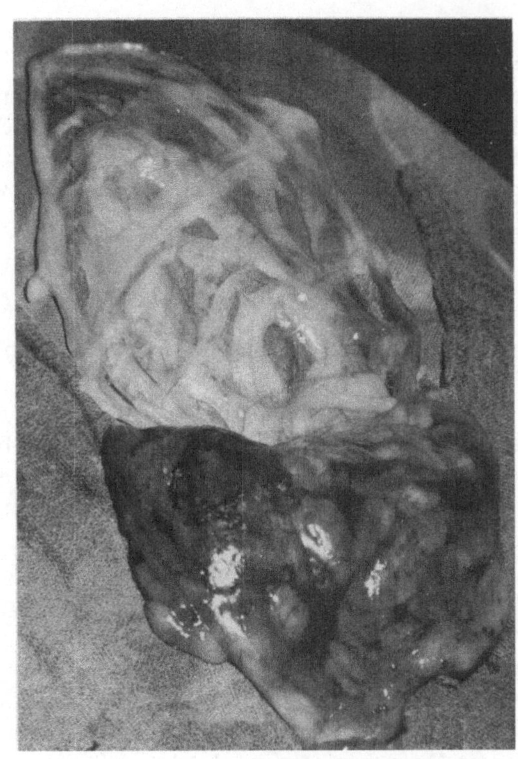

Abb. 11. Milzregenerate im großen Netz 6 Monate nach der Replantation

7.2.2.3 Pneumokokkeninfektion

Die Infektion der Hunde erfolgte durch Injektion (i.v.) von Pneumokokken vom Typ 19 nach vorheriger Passage durch die Maus in einer Dosis von 10^{10} bzw. 10^{11} Bakterien (colony forming units)/ml.

Diese Dosis hatte in Vorversuchen bei Hunden eine Bakteriämie, verbunden mit Fieber bis 40,3 °C, jedoch ohne tödlichen Ausgang, erzeugt.

Die Bakteriämie wurde durch die Kultivierung der Pneumokokken aus dem Herzmuskel und aus der Milz 2 Tage nach der Infektion gesichert.

Bei den Beagles wurden 2 Tage nach der Infektion ebenfalls im Blut Pneumokokken isoliert.

7.2.3 Ergebnisse

7.2.3.1 Differentialblutbild

Bei den Splenektomierten und auch bei den zusätzlich replantierten Tieren zeigte sich postoperativ eine Tendenz erhöhter Monozytenwerte.

Das Verhalten der Leukozyten war unterschiedlich. Eine einheitliche Tendenz war nicht erkennbar.

Nach Injektion von Pneumokokken (i.v.) war bei den replantierten und bei den scheinoperierten Tieren ein Abfall der Lymphozyten zu erkennen. Die beiden Splenektomierten zeigten diesen Abfall nicht. Alle Tiere reagierten mit einer Linksverschiebung des weißen Blutbildes. Sowohl die splenektomierten als auch die replantierten Tiere wiesen über den gesamten Beobachtungszeitraum im peripheren Blut Howell-Jolly-Körperchen auf. Lediglich bei dem Tier Nr. 12 (replantiert) waren sie zwischenzeitlich vermindert oder überhaupt nicht nachweisbar.

7.2.3.2 Lymphozytentransformationstest

Der Lymphozytentransformationstest erfolgte mit LAG (2 μg/ml), CON A (2 μg/ml) und PWM (5 μg/ml).

Die separierten Zellen wurden über 6 Tage inkubiert, da sich bei Voruntersuchungen gezeigt hatte, daß bei Hundezellen nach diesem Intervall unter den gegebenen Konditionen das Maximum der Proliferation (meßbar anhand der DNS-Synthese) erreicht war.

Als Medium diente Iscove mit 10% inaktiviertem gepoolten Hundeserum und Zusatz von Streptomyzin, Penicillin und L-Gentamyzin.

Jeweils in einem Parallelansatz wurde das Proliferationsverhalten unter identischen Bedingungen gemessen, jedoch mit autologem statt allogenem Hundeserum. Nach 6 Tagen wurden die Zellen mit 3H-Thymidin inkubiert und nach 18 h geerntet. Die Ergebnisse sind in Tabelle 30 wiedergegeben.

Die Ergebnisse des Lymphozytentransformationstests ergaben zeitliche und individuelle Schwankungen, jedoch ohne Korrelation zum postoperativen Zeitpunkt, zur durchgeführten Operation oder zur Injektion (i.v.) von Pneumokokken. Auch die 3 verwandten Mitogene ergaben kein unterschiedliches Verhalten.

Zusammenfassend wird die Proliferationsfähigkeit der Hundelymphozyten durch die Splenektomie und auch durch die Injektion (i.v.) von Pneumokokken nicht erkennbar beeinflußt. Die gleichen Untersuchungen wurden anstelle eines gepoolten Hundeserums mit hitzeinaktiviertem autologem Serum durchgeführt. Die Proliferationsraten waren hierbei meist schwächer, teilweise jedoch auch höher im Vergleich zum gepoolten Serum. Insgesamt ließ sich hierbei jedoch ebenfalls keine signifikante Veränderung der Proliferationsfähigkeit erkennen, so daß auch das Vorhandensein von hemmenden oder proliferationsfördernden Faktoren im Serum als Folge des Milzverlusts erkennbar wäre.

7.2.3.3 Mixed lymphocyte culture (MLC)

Die MLC erfolgte ebenfalls mit Iscove I10D$^+$ als Medium. Die Zellzahl der Responder betrug 7,5 · 10^4 Zellen/well in Rundbogenplatten. Als Stimulatorzellen wurden anfangs die Zellen der 6 Versuchstiere allogen verwendet. Hierbei zeigte sich jedoch, daß offenbar mehrere Tiere miteinander MHC-identisch und daher MLC-negativ waren, so daß später als Stimulatorzellen ein Pool von 12 fremden Hunden gebildet und in Aliquots tiefgefroren konserviert wurde. Der Anteil der lebenden Zellen aus diesem Pool wurde jeweils nach dem Auftauen durch Trypanblaufärbung bestimmt. Ihr Anteil lag jeweils um 80%.

Die Zellzahl der lebenden Stimulatorzellen wurde auf 1,0 · 10^5/Well eingestellt. Die Stimulatorzellen wurden jeweils mit 3000 rad bestrahlt.

Tabelle 30. Verlauf der LTT bei scheinoperierten (D 13 und D 14), splenektomierten (D 9 und D 11) und replantierten Hunden (D 10 und D 12) in I10D+; Stimulation mit LAG (Leukagglutinin), PWM (Pokeweed mitogen) und Con A (Concanavalin A) (△ = cdpm · 1000)

	LAG	PWM	Con A	Zellkontrolle
31. März 1983				
D 9	14,3	7,5	220,3	5,2
D 10	33,8	115,7	134,3	8,4
D 11	113,6	12,3	96,6	4,8
D 12	153,0	17,0	82,7	5,9
D 13	10,2	0	77,5	21,0
D 14	147,0	54,3	71,8	9,1
7. April 1983				
D 9	24,3	168,1	0	2,2
D 10	163,8	228,1	116,3	4,4
D 11	99,6	148,6	81,4	1,9
D 12	7,6	30,5	32,6	0,9
D 13	108,6	88,3	60,5	0,5
D 14	152,8	187,9	158,8	7,5
21. April 1983				
D 9	333,8	144,4	278,9	3,1
D 10	117,6	144,2	353,6	4,2
D 11	200,2	159,1	307,3	6,3
D 12	459,5	218,2	371,8	0,3
D 13	n	n	n	n
D 14	122,4	66,8	98,0	0,7
Operation 5. Mai 1983				
13. Mai 1983				
D 9	388,5	246,7	312,4	1,3
D 10	252,9	227,6	320,4	2,0
D 11	262,8	152,1	191,1	2,7
D 12	347,3	175,5	105,2	1,8
D 13	356,0	297,9	2227,5	n
D 14	n	n	n	n
19. Mai 1983				
D 9	46,8	31,7	40,3	5,9
D 10	128,4	94,4	136,1	1,5
D 11	132,0	33,2	55,5	3,3
D 12	276,7	126,5	197,0	2,4
D 13	149,2	69,5	86,0	9,1
D 14	171,8	19,9	86,0	9,1

Tabelle 30. (Fortsetzung)

	LAG	PWM	Con A	Zellkontrolle
9. Juni 1983				
D 9	292,3	265,2	190,4	3,9
D 10	89,2	124,2	146,1	1,6
D 11	27,2	62,9	62,1	0,6
D 12	189,5	238,6	232,6	1,2
D 13	212,7	353,8	193,4	2,4
D 14	191,7	232,6	181,0	3,8
23. Juni 1983				
D 9	98,7	199,4	110,1	3,2
D 10	159,2	252,7	132,7	2,4
D 11	108,0	107,0	92,8	2,4
D 12	35,1	41,6	7,4	1,2
D 13	60,1	197,3	100,2	0,4
D 14	9,0	18,4	7,6	0,9
28. Juli 1983				
D 9	131,1	201,3	167,2	2,8
D 10	116,4	132,3	123,7	0,3
D 11	163,4	203,5	156,0	1,0
D 12	205,7	257,3	173,4	1,9
D 13	207,8	223,9	203,5	1,3
D 14	203,9	253,5	175,3	1,6
28. September 1983				
D 9	251,6	173,0	254,6	5,7
D 10	345,1	223,8	208,4	3,3
D 11	281,9	209,9	115,4	7,3
D 12	179,8	127,9	119,3	4,6
D 13	188,8	234,0	202,2	3,2
D 14	150,3	143,8	124,1	5,8
1. Oktober 1983: $1 \cdot 10^{10}$ Pneumokokken i.v.				
3. Oktober 1983				
D 9	52,1	112,0	40,8	0,7
D 10	223,1	114,4	110,6	0,7
D 11	208,3	107,1	178,3	6,2
D 12	149,3	93,1	74,1	1,0
D 13	123,4	103,0	77,0	2,3
D 14	179,2	146,8	80,4	1,5

Tabelle 30. (Fortsetzung)

	LAG	PWM	Con A	Zellkontrolle
6. Oktober 1983: 10 · 10^{11} Pneumokokken i.v.				
10. Oktober 1983				
D 9	124,5	130,6	69,3	1,8
D 10	230,0	163,5	103,7	1,1
D 11	167,1	103,8	79,8	2,0
D 12	191,7	171,3	103,2	2,4
D 13	53,0	129,5	84,3	0,9
D 14	1,3	21,9	1,2	1,7

Die Inkubationszeit der MLC lag bei 8 Tagen, da sich dieser Zeitraum wiederum bei Voruntersuchungen als optimal erwiesen hatte. Die Zellen wurden nach 18 h Inkubation mit 3H-Thymidin geerntet.

Zur Kontrolle wurde neben den aufgezeichneten Werten parallel das Proliferationsverhalten mit $D13_a$ und $D14_a$ als Stimulator sowie die Proliferation der bestrahlten Poolzellen (P_a) als Responder bestimmt (Tabelle 31).

Zusammenfassend war die Stimulationsfähigkeit durch allogene Zellen bei allen Tieren vergleichbar. Es zeigten sich keine offensichtlichen Unterschiede zwischen scheinoperierten, splenektomierten und replantierten Tieren. Auch im zeitlichen Verlauf ergaben sich keine Veränderungen durch die Operation oder durch die Belastung mit Pneumokokken (i.v.). Parallel zu den aufgezeichneten Untersuchungen erfolgte wiederum die Bestimmung des Proliferationsverhaltens in 10%igem autologen statt 10%igem allogenen Serum. Auch hierbei waren keinerlei Einflüsse des Verlaufs oder individuelle Unterschiede der 3 Gruppen offensichtlich.

7.2.3.4 Spontane und antikörperabhängige Zytotoxizität (NK und ADCC)

Bestimmt wurden die spontane Zytotoxizität (NK) und die antikörperabhängige Zytotoxizität (ADCC).

In Voruntersuchungen hatten sich als geeignete Zielzellen für die spontane Zytotoxizität die Zellinien PDeB-1 und K 562 und für die antikörperabhängige Zytotoxizität die Zelllinien AME, KTR und WS 3 erwiesen.

Diese Targets wurden mit 75-Selen-Methionin markiert und anschließend über 18–24 h inkubiert. Die Zahl der Effektozellen (D9, D 10 usw.) betrug 2 · 10^4 und 2 · 10^5 Zellen/well mit Iscove $10F^+$ als Medium. Die Targets wurden mit 1 · 10^3 Zellen/well eingestellt. Die Reaktionszeit betrug 2- h. Nach dieser Zeit wurde zur Kontrolle ebenfalls die Aktivität im zellfreien Überstand der NK-Zellen (= Spontanfreisetzung der Zellen) gemessen („baseline-release„ = BR). Für die ADCC wurden die Targets zusätzlich 30 min lang mit Antikörpern der Verdünnung 1 : 100 inkubiert. Für die ADCC wurde ein Humanserum verwendet, welches bekanntermaßen zytotoxische Antikörper gegen die verwandten Zielzellen besitzt. Die Ergebnisse der NK und ADCC sind in Tabelle 32 wiedergegeben.

Tabelle 31. Verlauf der MLC bei scheinoperierten (D 13 und D 14), splenektomierten (D 9 und D 11) und replantierten Hunden (D 10 und 12) in 110D$^+$; Stimulation mit D 13[a] und D 14[a] bzw. einem allogenen Zellpool[a]. (Angegebene Zahlen = △ cdpm · 1000)

	D 13[a]	D 14[a]	Zellkontrolle
31. März 1983			
D 9	21,7	31,5	n
D 10	1,9	6,7	5,2
D 11	14,8	4,4	2,6
D 12	14,9	0	2,7
D 13	11,7	29,9	3,0
D 14	8,7	16,3	9,9
7. April 1983			
D 9	0	0	1,2
D 10	3,2	13,7	0,9
D 11	0,2	0	0,3
D 12	0,4	0,2	0,4
D 13	0	14,2	0,1
D 14	9,1	2,3	3,6
21. April 1983			
D 9	28,4	34,8	1,1
D 10	25,7	28,6	0,8
D 11	84,3	11,9	0,1
D 12	50,8	9,6	0,6
D 13	5,5	20,5	1,5
D 14	15,6	0,4	0,7

	Pool[a]	Zellkontrolle
Operation 5. Mai 1983		
13. Mai 1983		
D 9	99,5	3,4
D 10	16,0	3,2
D 11	24,9	5,0
D 12	71,2	14,0
D 13	85,1	7,9
D 14	16,0	9,7
19. Mai 1983		
D 9	18,7	9,3
D 10	65,8	4,5
D 11	14,4	6,0
D 12	42,0	6,0
D 13	52,6	5,2
D 14	44,9	12,9

Tabelle 31. (Fortsetzung)

	Pool[a]	Zellkontrolle
9. Juni 1983		
D 9	88,6	3,9
D 10	40,4	1,8
D 11	5,7	0,8
D 12	26,6	1,3
D 13	63,4	1,8
D 14	45,5	2,0
23. Juni 1983		
D 9	22,4	1,8
D 10	47,5	2,9
D 11	21,4	1,0
D 12	11,1	0,6
D 13	23,5	1,6
D 14	3,1	0,4
28. Juli 1983		
D 9	30,0	1,3
D 10	44,0	0,2
D 11	32,3	0,4
D 12	32,3	0,3
D 13	42,3	0,5
D 14	37,8	0,3
28. September 1983		
D 9	11,4	5,2
D 10	22,2	5,8
D 11	46,6	4,6
D 12	14,1	2,2
D 13	36,4	3,1
D 14	38,4	3,5
1. Oktober 1983: $1 \cdot 10^{10}$ Pneumokokken i.v.		
3. Oktober 1983		
D 9	30,3	1,3
D 10	33,8	0,1
D 11	47,6	0,4
D 12	49,3	2,6
D 13	40,0	3,4
D 14	26,8	5,4

Tabelle 31. (Fortsetzung)

	Pool[a]	Zellkontrolle
6. Oktober 1983: $1 \cdot 10^{11}$ Pneumokokken i.v.		
10. Oktober 1983		
D 9	62,9	5,2
D 10	47,5	11,2
D 11	58,3	5,5
D 12	49,0	2,9
D 13	41,3	4,1
D 14	33,9	1,9

Der Spontanzerfall (Null-release) lag zwischen 2,8 und 17,4%, in einzelnen Fällen erreichte er Werte bis zu 32,0%. Der Baselinerelease betrug zwischen 10,4 und 39,6%.

Die Lyserate der Effektorzellen wurde jeweils mit $2 \cdot 10^4$ und $2 \cdot 10^5$ Zellen/well bestimmt. In Tabelle 32 ist die Summe der Lyserate wiedergegeben (%SSR).

Es zeigte sich, daß im Vergleich zu den präoperativen Werten nach der Operation bei allen Tieren vorübergehend die spontane wie auch die antikörperabhängige Zytotoxizität gesteigert war. Dieser Effekt war jedoch nicht der Milzexstirpation zuzuschreiben. Nach Infektion mit Pneumokokken blieb die antikörperabhängige Zytolyse unverändert hoch, während die spontane Zytotoxizität mit Ausnahme der Hunde 9 und 13 in ihrer Tendenz vermindert war.

Hierbei ergaben sich jedoch keine Unterschiede, ob die Milz entfernt, belassen oder replantiert war. Möglicherweise handelt es sich um eine generelle Verminderung durch die Bedingungen einer Sepsis.

Zusätzlich zu dem tabellarisch wiedergegebenen Verhalten der zellinduzierten Zytotoxizität wurde auch die Zytolyserate des nicht-inaktivierten Serums gemessen, wobei als Targets die Zellinien K 562, WS 3, AME und KTR dienten. Die Behandlung der Zellinie erfolgte entsprechend der Aufbereitung des Zytotoxtests. Die durch das nicht-inaktivierte Serum induzierte Lyse wurde verglichen mit der Spontanlyserate der Zellinien in hitzeinaktiviertem Serum.

Diese Lyserate betrug durchschnittlich zwischen 30 und 40%. Es bestanden hierbei keine Unterschiede zwischen den verschiedenen Tieren, unter Berücksichtigung des prä- und postoperativen Verlaufs oder der Infektion mit Pneumokokken.

7.2.3.5 Serumkomplement

Bestimmt wurde die hämolytische Gesamtaktivität des Serums. Alle Tiere zeigten postoperativ eine erhöhte Komplementaktivität (Tabelle 33). Diese Werte waren durchweg erhöht, wobei sich die Normalwerte auf die Aktivitäten im Humanserum beziehen.

Im weiteren Verlauf war die hämolytische Gesamtaktivität durchweg erhöht, mit Ausnahme des Testes etwa 5 Wochen nach der Operation.

Insgesamt bestand jedoch keine Korrelation zwischen splenektomierten, replantierten und scheinoperierten Tieren.

Tabelle 32. Verlauf von NK (Natural killing) und ADCC (Antibody dependent cellular cytotoxicity) scheinoperierter (D 13 und D 14), splenektomierter (D 9 und D 11) und replantierter (D 10 und D 12) Hunde. (Angegebene Zellen = lysierte Zellen (%); + = nicht signifikante Lyserate)

Target Test	PDe-B 1 NK	K 562 NK	AMe NK	AMe ADCC	KTR NK	KTR ADCC	WS 3 NK	WS 3 ADCC
31. März 1983								
D 9	4,7	11,2	5,6	+	13,3	46,8		
D 10	7,2	16,2	5,1	+	19,6	51,1		
D 11	7,0	15,0	5,2	–	18,1	44,4		
D 12	4,9	13,9	4,0	33,8	16,7	21,4		
D 13	4,4	8,2	6,4	+	16,9	62,2		
D 14	13,2	22,8	13,0	+	28,6	59,5		
7. April 1983								
D 9	17,0	11,9	17,3	62,7	23,6	44,6	8,3	41,3
D 10	8,8	13,0	11,9	29,1	11,5	44,3	+	11,8
D 11	8,5	12,9	7,6	29,5	20,7	36,1	+	30,6
D 12	8,5	15,2	12,5	15,9	14,0	40,4	+	24,8
D 13	6,2	9,5	11,0	31,8	5,0	38,0	–	19,4
D 14	16,0	19,9	14,9	68,0	23,2	56,0	+	20,1
21. April 1983								
D 9		17,2	19,5	68,3	16,2	47,7	15,7	13,7
D 10		9,7	11,4	52,2	11,1	27,3	8,0	26,9
D 11		21,8	11,4	53,3	12,2	24,5	11,5	17,4
D 12		14,7	11,7	43,1	9,0	19,5	+	17,4
D 13		7,4	6,2	50,5	3,2	20,4	4,9	29,8
D 14		8,8	9,4	46,4	5,6	10,3	+	31,7
Operation 5. Mai 1983								
13. Mai 1983								
D 9		14,6	20,4	79,3	33,0	67,5	19,6	45,8
D 10		20,3	12,8	61,2	19,4	63,9	20,2	42,2
D 11		15,8	10,6	64,0	20,0	64,0	21,0	52,2
D 12		21,1	14,2	109,9	14,8	101,7	17,7	45,0
D 13		16,6	13,1	86,8	24,3	87,2	15,9	46,4
D 14		22,2	13,4	70,5	23,5	70,5	15,8	53,0
19. Mai 1983								
D 9		26,9	10,9	58,0	29,9	111,1	+	41,5
D 10		16,1	+	61,0	6,9	37,7	–	34,0
D 11		20,4	14,9	21,5	22,2	64,2	+	51,4
D 12		24,7	4,5	46,9	11,4	82,4	+	32,2
D 13		20,0	10,6	34,7	18,5	96,9	+	41,7
D 14		22,9	17,7	52,6	26,6	72,6	3,1	47,0

Tabelle 32. (Fortsetzung)

Target Test	PDe-B 1 NK	K 562 NK	AMe NK	AMe ADCC	KTR NK	KTR ADCC	WS 3 NK	WS 3 ADCC
9. Juni 1983								
D 9		6,9	11,2	27,4	13,0	66,0	6,5	26,9
D 10		4,3	9,9	38,5	+	38,4	+	32,0
D 11		8,9	17,1	42,1	10,2	66,5	+	46,9
D 12		10,2	9,8	49,8	+	64,7	3,6	26,8
D 13		9,4	9,3	64,1	3,8	63,7	3,9	41,5
D 14		13,4	21,6	63,9	14,2	79,9	+	51,1
28. Juli 1983								
D 9		22,7	19,0	22,0	32,3	75,5	10,8	50,8
D 10		14,8	1,9	13,4	16,6	35,8	+	33,8
D 11		18,9	8,9	54,6	22,8	63,6	+	58,7
D 12		17,3	6,7	103,4	22,2	50,4	+	51,7
D 13		15,8	7,8	95,8	18,8	62,3	4,5	55,5
D 14		21,4	13,9	95,4	28,0	84,3	10,6	67,7
28. September 1983								
D 9		10,8	7,6	29,0	31,3	75,6	4,4	31,7
D 10		14,5	4,2	24,1	4,9	44,8	2,8	25,6
D 11		19,0	8,0	54,0	14,0	45,9	6,2	36,8
D 12		13,8	18,9	75,3	24,7	50,5	7,7	36,9
D 13		15,8	7,8	95,8	18,8	62,3	4,6	55,5
D 14		21,4	13,9	95,4	28,0	84,3	10,6	67,7
1. Oktober 1983: 1 · 10^{10} Pneumokokken i.v.								
3. Oktober 1983								
D 9		14,8	13,5	114,8	18,6	31,1	+	38,1
D 10		9,3	–	50,3	+	31,9	+	20,4
D 11		7,2	4,8	19,0	3,2	+	+	35,6
D 12		5,4	7,1	79,6	8,4	33,7	+	27,1
D 13		5,1	10,3	50,0	14,2	46,3	+	49,5
D 14		10,7	12,1	68,8	9,2	31,7	+	48,5
6. Oktober 1983: 1 · 10^{11} Pneumokokken i.v.								
10. Oktober 1983								
D 9		17,1	15,3	69,8	14,2	73,4	3,4	28,5
D 10		8,0	5,6	61,1	3,6	52,3	4,2	29,5
D 11		12,5	3,4	70,5	3,1	58,0	+	20,7
D 12		12,8	3,8	51,4	5,5	48,7	+	23,1
D 13		14,1	10,9	57,2	5,0	63,7	+	30,6
D 14		12,0	7,9	67,2	8,1	76,9	+	37,6

Tabelle 33. Serumkomplementaktivität scheinoperierter (D 13 und D 14), splenektomierter (D 9 und D 11) und replantierter (D 10 und D 12) Hunde. [Angegeben sind CH50-Einheiten pro ml; Normalwert: 25–30 (bei Menschen)]

	D 9	D 10	D 11	D 12	D 13	D 14
31. März 1983	29,1	–	32,1	30,3	31,0	–
7. April 1983	36,0	29,9	37,2	32,4	34,4	34,4
21. April 1983	22,9	24,0	22,6	54,2	32,8	25,3
Operation 5. Mai 1983						
13. Mai 1983	62,1	48,4	81,9	74,4	73,3	74,4
19. Mai 1983	61,4	47,0	68,1	70,7	74,4	66,6
9. Juni 1983	30,7	32,4	36,3	33,8	31,4	31,4
28. Juli 1983	63,5	59,0	69,4	80,0	62,8	76,9
28. September 1983	61,4	59,0	64,5	66,2	64,9	64,9
1. Oktober 1983 Pneumokokken i.v.						
3. Oktober 1983	64,2	59,0	69,4	68,8	60,6	62,8

7.2.3.6 Makrophagenfunktion

Bei Voruntersuchungen zeigte sich, daß auch mit Hundemakrophagen reproduzierbare Funktionsprüfungen möglich sind, wobei der Untersuchungsablauf dem routinemäßigen Test bei menschlichen Makrophagen entsprach.

Wegen der Aufwendigkeit dieser Untersuchung wurden nur stichprobenartige Prüfungen durchgeführt. Normalwerte wie bei humanen Makrophagen liegen naturgemäß nicht vor.

Elf Wochen nach der Operation fand sich in Anlehnung an die Normalwerte beim Menschen und beim (gleichzeitigen) Vergleich der verschiedenen Tiere untereinander für Spontanmigration und Chemotaxis bei allen Tieren ein unauffälliger Befund. Die Phagozytose war bei einem scheinoperierten Tier vermindert. Die intrazelluläre Abtötung von Staphylokokken war bei den splenektomierten im Vergleich zu den replantierten und den beiden gesunden Tieren stark erniedrigt (Tabelle 34 und 35).

Nach Injektion von Pneumokokken (i.v.) konnte bei 3 Tieren die Makrophagenfunktion verwertet werden (2 splenektomierte und ein scheinoperierter Hund). Spontanmigration und Chemotaxis waren wiederum normal. Die Phagozytose erfolgte bei allen 3 Tieren im vergleichbaren Ausmaß und in Anlehnung an die Referenzwerte der humanen Phagozytose annähernd normal.

Die intrazelluläre Abtötung war jedoch bei allen 3 stark pathologisch, wobei sie bei den Splenektomierten stärker beeinträchtigt war.

7.2.4 Zusammenfassung der tierexperimentellen Ergebnisse

Sofern man aus der geringen Zahl von 6 Untersuchungstieren allgemeine Rückschlüsse ziehen kann, fand sich zwischen den scheinoperierten, splenektomierten und replantierten

Tabelle 34. Makrophagenfunktionsprüfung in vitro bei Hunden 12 Wochen postoperativ. (D 9 und D 11: splenektomiert, D 10 und D 12: replantiert, D 13 und D 14 scheinoperiert.) Die Normalwerte beziehen sich auf humane Makrophagen

		D 9	D 10	D 11	D 12	D 13	D 14	Normal-werte
Spontanmigration		7	8	6	12	5	15	12 ± 8
Chemotaxis		35	43	33	52	30	68	56 ± 20
Phagozytose	15 min	16	27	10	13	12	8	28 ± 10
	30 min	30	54	32	30	34	12	37 ± 12
	1 h	71	67	56	46	48	36	51 ± 13
	2 h	74	76	72	72	69	44	68 ± 13
Intrazelluläre	30 min	32	50	47	41	40	42	50 ± 17
Abtötung von	1 h	15	28	9	8	23	16	39 ± 15
Stapholococcus epidermiditis	2 h	3	14	6	18	10	21	27 ± 13

Tabelle 35. Die gleiche Untersuchung wie in Tabelle 34 bei 3 Hunden 2 Tage nach Injektion von 10^{10} Pneumokokken i.v.

		D 9	D 11	D 13
Spontanmigration		10	6	8
Chemotaxis		44	49	57
Phagozytose	15 min	16	6	12
	30 min	26	30	21
	1 h	30	48	43
	2 h	46	62	50
Intrazelluläre	30 min	142	63	96
Abtötung von	1 h	50	73	88
Staphylo-coccus epidermiditis	2 h	83	73	88

Tieren kein Unterschied des Proliferationsverhaltens der mononukleären weißen Zellen. Daneben ist auch im postoperativen Verlauf – verglichen mit den präoperativen Werten – keine Veränderung durch die Operation zu erkennen. Auch eine Bakteriämie beeinflußte dieses Verhalten nicht.

Bei der spontanen und antikörperabhängigen Zytotoxizität ist das bei der MLC und LTT gefundene Verhalten ebenfalls gleich. Lediglich in der Situation der Bakteriämie war die Tendenz einer verminderten spontanen Zytotoxizität zu erkennen. Die antikörperabhängige Zytotoxizität war in dieser Situation auch normal.

Damit stellt der von uns erhobene Befund der verminderten spontanen Zytotoxizität bei einer Patientin, die an einer Postsplenektomiesepsis starb, möglicherweise eine Folge der Sepsis an sich dar. Zu dieser Fragestellung sind jedoch keine Literaturmitteilungen bekannt.

Die Makrophagenfunktion konnte nur stichprobenhaft untersucht werden. Diese Befunde kommen deshalb Einzelbeobachtungen gleich und lassen keine weitergehende Aussage zu.

Szintigraphisch stellten sich die Milzregenerate 5 Monate nach Replantation nicht dar. Auch Howell-Jolly-Körperchen waren bei einem der replantierten Tiere im gleichen Umfang nachweisbar wie bei den Splenektomierten.

Dieser Befund steht im Widerspruch zu Literaturmitteilungen, die besagen, daß nach spätestens 5 Monaten Milzregenerate szintigraphisch zu erkennen sind (Seufert et al. 1981). Andererseits entspricht dieser Befund Untersuchungsergebnissen von Löw et al. (1981), daß sich offenbar Milzregenerate erst ab dem 2. postoperativen Jahr ausreichend szintigraphisch darstellen.

Insgesamt war bei allen unseren Befunden kein reproduzierbarer signifikanter Unterschied zwischen splenektomierten und replantierten Tieren zu erkennen.

8 Maßnahmen zur Prophylaxe von Postsplenektomieinfektionen

Zur Prophylaxe von Postsplenektomieinfektionen werden folgende Maßnahmen ergriffen:
- Organerhaltung der Milz,
- Replantation von Milzpartikeln,
- Vakzination mit Impfstoffen gegen relevante Erreger,
- Langzeitantibiotikaprophylaxe.

Die Notwendigkeit, die Milz zur Prophylaxe von Postsplenektomieinfektionen zu erhalten, wird gegenwärtig nur allmählich den meisten Chirurgen bewußt. Die Organerhaltung wird deshalb nur in einigen Zentren konsequent durchgeführt.

Die Wirksamkeit der Replantation von Milzpartikeln ist derzeit noch nicht erwiesen. Auch die Vakzination mit Impfstoffen gegen die relevanten Erreger wird nur vereinzelt durchgeführt, gegen die meisten ist ein entsprechender Impfstoff nicht verfügbar. Die Langzeitantibiotikaprophylaxe ist sogar umstritten.

8.1 Organerhaltung der Milz

Schwere Postsplenektomieinfektionen können nur dann sicher vermieden werden, wenn die Milz erhalten bleibt. Dies bedeutet für den Chirurgen,
- intraoperative Verletzungen zu vermeiden;
- eine traumatisch oder iatrogen verletzte Milz möglichst nicht zu entfernen, sondern durch geeigente Maßnahmen zu erhalten;
- die Indikation zur Splenektomie im Rahmen der Tumorchirurgie (totale Gastrektomie) und der Staginglaparotomie beim M. Hodgkin zu überdenken.

8.1.1 Akzidentelle Splenektomie

Die meisten intraoperativen Milzverletzungen werden durch indirekte Zugeinwirkung über Verwachsungen und Aufhängebändern an den Nachbarorganen verursacht. Verletzungen durch Hakendruck, Skalpell oder Klemmen sind dagegen vergleichsweise selten (Seufert 1983). Ein Drittel dieser Verletzungen entsteht bei
- der selektiven proximalen Vagotomie.
  Mit abnehmender Häufigkeit folgen
- die Fundoplikatio zur Behandlung der gastroösophagealen Refluxkrankheit,
- der sog. Magenbypass und die Gastroplastik zur Behandlung der extremen Adipositas,
- Magenresektionen,
- Mobilisieren der linken Kolonflexur,
- Eingriffe an der linken Niere und der Nebenniere.

In den meisten Kollektiven beträgt der Anteil der primär unbeabsichtigten Milzentfernung 20% an der Gesamtzahl aller Splenektomien (Literatur bei Seufert 1983; S. 112ff). Im eigenen Krankengut wurde in 3% aller proximal selektiver Vagotomien zusätzlich die Milz wegen einer intraoperativen Verletzung entfernt.

Insgesamt liegt im eigenen Krankengut der Anteil der akzidentellen Splenektomie bei mindestens 27%.

Die Zahl dieser Verletzungen läßt sich reduzieren, wenn man bei Eingriffen in unmittelbarer Nähe der Milz allein

- an deren Verletzlichkeit denkt,
- durch geeignete Zugänge die Milz ausreichend darstellt,
- Verwachsungen und Aufhängebänder unter Sicht durchtrennt,
- brüskes Manipulieren an den Nachbarorganen vermeidet.

8.1.2 Splenektomie im Rahmen der Tumorchirurgie

Bei der totalen Gastrektomie wird regelmäßig die Milz entfernt, da bei 8–33% mit Lymphknotenmetastasen am Milzhilus oder entlang der A. lienalis zu rechnen ist.

Die Metastasierung in die Lymphknoten entlang der A. lienalis und am Milzhilus wurde im Krankengut der eigenen Klinik von Giedl (1983) untersucht (Tabelle 36).

Giedl stellte fest, daß bei Karzinomen in den unteren 2 Dritteln des Magens keine Lymphknotenmetastasen am Milzhilus zu finden sind und nur 5% entlang der A. lienalis, welche auch ohne Splenektomie abdisseziert werden können.

Bei allen anderen Lokalisationen ist jedoch bei 8–33% mit Lymphknotenmetastasen am Milzhilus zu rechnen, so daß in diesen Fällen aus Gründen der Kurabilität die Milz entfernt werden muß.

Mit der Entfernung der Milz wird möglicherweise jedoch auch die Aktivität zytotoxischer Zellen negativ beeinflußt, welche in der Lage sind, Tumorzellen zu inaktivieren. Dieser immunologische Aspekt ist jedoch völlig ungeklärt.

Lersch et al. (1982) stellten fest, daß asplenische Mäuse nach Inokulation von Zellen des Lewis-Lungentumors im Vergleich zu Kontrollgruppen seltener manifeste Tumoren entwickelten, trotzdem aber eine reduzierte Überlebenszeit aufwiesen.

Tabelle 36. Häufigkeit von Lymphknotenmetastasen im Milzhilus und entlang der A. lienalis beim Magenkarzinom in Abhängigkeit von der Tumorlokalisation (Giedl 1983) (untersucht an totalen Gastrektomiepräparaten mit Dissektion der regionalen Lymphknoten und Splenektomie)

Lokalisation des Karzinoms	Häufigkeit von Lymphknotenmetastasen entlang der A. lienalis (%)	im Milzhilus (%)
Untere 2/3 des Magens	5	0
Mittleres Drittel	8	8
Oberes Drittel	10	8
Ganzer Magen	14	33
Obere 2/3	16	32

Ähnliche Erfahrungen machte Orita (1977). Er fand ebenfalls bei Mäusen, denen subkutan Zellen des Ehrlich-Aszitestumors transplantiert worden waren, eine signifikante Tumorregression im Vergleich zu einer Kontrollgruppe, wenn die Milz *eine Woche vor* der Transplantation entfernt worden war. Diese spontane Tumorregression nahm ab, wenn die Milz *5 Tage nach* der Transplantation entfernt wurde. Wurden die Tiere schließlich 10 Tage nach der Transplantation splenektomiert, starben sie früher an ihrem Tumor als eine Vergleichsgruppe.

In Korrelation zu diesen Befunden stellte er bei frühen Tumorstadien eines Magenkarzinoms nach der Gastrektomie mit Entfernung der Milz eine höhere Überlebensrate fest, im Vergleich zu den Patienten, bei denen die Milz belassen worden war.

Die Fünfjahresüberlebensrate der Gastrektomierten im Stadium I betrug 100%, im Stadium II 89%. Die korrespondierenden Überlebensraten lagen bei den zusätzlich Splenektomierten im Stadium I bei 87 und im Stadium II bei 77%. Allerdings lassen die teilweise niedrigen Zahlen keine statistischen Vergleiche zu.

Im Gegensatz dazu stehen die Untersuchungen von Sugimachi et al. (1980). Die Überlebensrate nach Gastrektomie wegen eines Magenkarzinoms war in seinem Krankengut bei den zusätzlich Splenektomierten schlechter. Die Vierjahresüberlebensrate der Nichtsplenektomierten betrug 63% im Gegensatz zu 36% der Splenektomierten. Patienten mit Lymphknotenmetastasen am Milzhilus waren hierbei nicht einbezogen worden.

8.1.3 Organerhaltung bei M. Hodgkin?

Im eigenen Krankengut wurden 13% aller Splenektomierten im Rahmen der Staginglaparotomie wegen eines M. Hodgkin durchgeführt. In einzelnen Jahren machte der Anteil der Hodgkin-Patienten sogar 28,5% aus. Es stellt sich daher die Frage, inwieweit bei dieser Erkrankung die Entfernung der Milz zu rechtfertigen ist. Dies um so mehr, da Patienten mit einem M. Hodgkin durch eine Postsplenektomieinfektion besonders gefährdet sind.

Die Splenektomie und die intraabdominelle Lymphknotenexploration wird beim M. Hodgkin zur exakten Erhebung des Tumorstadiums durchgeführt. Das Tumorstadium wiederum beeinflußt das therapeutische Vorgehen. Die Indikation zur Staginglaparotomie mit Splenektomie wird unterschiedlich gehandhabt. Als Indikation werden die klinischen Stadien I–IIIA angesehen.

Seufert (1983) sieht jedoch keine Indikation zur explorativen Laparotomie bei isolierten mediastinalem Befall, alleinigem Herd am rechten Hals, bei günstiger Histologie (lymphozytenarmer Typ, nodulärer sklerosierender Typ und Mischtyp) und beim Stadium II mit mediastinaler und zervikaler Ausbreitung. Allerdings ist die Festlegung des Stadiums allein aufgrund klinischer Parameter unsicher. Die Splenektomie und intraabdominelle Lymphknotenexploration führt bei 20–30% zu einer Korrektur des klinisch festgelegten Stadiums (Seufert 1983).

Die Entfernung der Milz erscheint überflüssig, wenn die Leber befallen ist, da in diesen Fällen immer mit einem Milzbefall zu rechnen ist (Begemann 1975), weiterhin bei einem Milzgewicht von mehr als 400–500 g, weil dann ebenfalls die Milz infiltriert ist (Begemann 1975; Seufert 1983). Die partielle Resektion der Milz läßt keine Aussage hinsichtlich des Befalls des übrigen Organs zu. In Untersuchungen an unserer Klinik war bei einem von 5 Patienten das übrige Organ von der Hodgkin-Krankheit befallen, obwohl das partielle Resektat histologisch unauffällig war (Scheele, persönliche Mitteilung).

Der Erhaltung einer von M. Hodgkin befallenen Milz steht entgegen, daß durch die Splenektomie die Tumormasse verringert wird, so daß für die anschließende Chemotherapie günstigere Voraussetzungen geschaffen werden. Darüber hinaus sind zur kurativen Bestrahlung der Milz beim M. Hodgkin hohe Dosen notwendig, welche zu Schäden des linken Lungenunterlappens und der angrenzenden Oberbauchorgane führen.

Seufert (1983) teilte mit, daß sehr erfahrene Pathologen in 99% makroskopisch durch feine Lamellierung der Milz Hodgkin-Infiltrate erkennen. Inwieweit dies generell zutrifft, muß offenbleiben.

8.1.4 Chirurgische Maßnahmen zur Erhaltung der Milz

Intraoperative Verletzungen führen meist nur zu Kapselablösungen, welche nicht auf den Hilus übergreifen, so daß die dadurch bedingten Blutungen oft allein durch lokale Kompression beherrscht werden können. Demgegenüber kommt nur etwa 20–30% der *traumatischen Milzruptur* für konservierende chirurgische Maßnahmen in Frage (Seufert 1983).

Während in früheren Jahren oft voreilig auch umschriebene Kapselablösungen mit Entfernung der Milz behandelt wurden, werden geringfügigere Verletzungen der Milz in neuerer Zeit überwiegend mit milzerhaltenden Maßnahmen behandelt. Ein derartiges Vorgehen muß jedoch eine sichere Blutstillung garantieren. Es nimmt oft Geduld und gelegentlich auch einen größeren Zeitaufwand in Anspruch. Dieses Vorgehen ist daher kontraindiziert, wenn bei einem multitraumatisierten Patienten mit weiteren Blutungsquellen im Abdomen eine schnelle und sichere Blutstillung erreicht werden muß. In diesen Fällen ist die Splenektomie das sicherste Verfahren, um die akute Lebensgefahr abzuwenden.

Umschriebene Kapselblutungen lassen sich bei normalem Druck im Pfortadergebiet oft durch alleinige temporäre *Kompression* mit Operationstüchern stillen. Gelegentlich beschleunigt die zusätzliche Elektrokoagulation den Vorgang, wobei man sich jedoch vor ausgiebigen Koagulationen hüten muß; sie führen zur tiefreichenden Karbonisierung des Gewebes, welches leicht abgestoßen wird, so daß sich die Wundfläche u.U. vergrößert. Die *Koagulation mit Infrarotlicht* ist ebenfalls sehr effektiv.

Die am häufigsten angewandte Methode zur Beseitigung von Blutungen aus Kapselablösungen oder umschriebenen Parenchymeinrissen besteht in der Versorgung des Defekts mit *Fibrinkleber und Kollagenvlies.* Hierbei muß darauf geachtet werden, daß durch Kompression unter dem vollständig ausgebreiteten Vlies während der Polymerisierung des Klebers die Blutung sistiert.

Eine weitere Möglichkeit zur Versorgung tieferer Einrisse an den Milzpolen stellt die *Milzresektion* dar. Dabei wird die Milz aus ihrem Bett gelöst, und anschließend werden die Segmentarterien unterbunden, worauf sich das ischämische Gewebe der Milz makroskopisch sichtbar demarkiert. In dieser Grenzschicht ist eine blutarme Entfernung des betroffenen Milzpols möglich.

Der entstandene Serosadefekt wird wiederum mit einem Kollagenvlies gedeckt. Dieses Verfahren wurde auch zur Behandlung des Hyperspleniesyndroms eingesetzt (Morgenstern u. Shapiro 1979; Kamel u. Dunn 1982; Voboril 1982).

Auch die *Ligatur der A. lienalis* wird verschiedentlich empfohlen (Keramidas 1979; Keramidas et al. 1980; Seufert 1983). Wahrscheinlich kommen durch alleinige Ligatur aber nur ausnahmsweise Blutungen zum Stillstand. Darüber hinaus besteht die Gefahr der Milznekrose. In besonders gelagerten Fällen kann jedoch diese Maßnahme in Verbindung mit anderen Techniken zur Erhaltung der verletzten Milz herangezogen werden.

Auch die *Naht von Milzverletzungen* ist möglich. Bei größerer Ausdehnung ist sie jedoch nur in Verbindung mit anderen Maßnahmen effektiv (Sherman u. Asch 1978; Keramidas 1979; Pachter et al. 1981). Bei geringgradigen Verletzungen hat sie keine Vorteile gegenüber der Versorgung mit Vlies und Fibrinkleber.

Unabhängig von diesen verschiedenen chirurgischen Maßnahmen der Milzerhaltung wird v.a. von Kinderchirurgen die Indikation zur Laparotomie bei stumpfem Bauchtrauma mit Milzruptur strenger gestellt.

Unter Zuhilfenahme von Laparoskopie, Computertomographie, Milzszintigramm und evtl. Punktion der Bauchhöhle wird bei klinisch wenig auffälliger Symptomatik und bei Fehlen jeglicher Schocksymptome unter sorgfältiger Überwachung der Patienten die konservative Behandlung empfohlen (Ein et al. 1978; Höllwarth u. Breisach 1978; Howman-Giles et al. 1978; Cooney 1981).

8.2 Die autologe Replantation von Milzpartikeln

Ungefähr 20% aller Menschen besitzen *akzessorische Milzen* unterschiedlicher Größe (Sherman u. Asch 1978). Diese Nebenmilzen werden wie die Milz selbst vom Hilus aus durchblutet. Davon zu unterscheiden ist die *Splenosis peritonei.* Hier handelt es sich um Regenerate von Milzpartikeln, die nach Verletzungen der Milz im Bauchraum versprengt werden und eine beträchtliche Größe, von 20 g und mehr, erlangen können (Rice u. James 1980).

Die Splenosis peritonei ist seit langem bekannt. Der erste Bericht einer Splenosis erfolgte 1896 durch H. Albrecht (Annexton 1979). Küttner soll 1910 als erster die Splenosis als Folge einer Milzruptur gedeutet haben (Rhoads et al. 1970). Der Begriff „Splenosis“ schließlich stammt von Buchbinder u. Lipkoff (1939).

Bis zu 10 akzessorische Milzen sind bisher festgestellt worden (Rhoads et al. 1970). Dagegen werden gelegentlich 50 und mehr spontan nach einem Milztrauma entstandene Regenerate beobachtet.

Im Gegensatz zu den akzessorischen Milzen werden Milzregenerate über Kapselgefäße versorgt. Aus diesem Grund kann die Durchblutung dieser Milzpartikel niemals das Ausmaß einer gesunden Milz erreichen. Während in früheren Jahren eine Splenosis peritonei als eine Seltenheit galt, die nur zufällig bei einer Laparotomie oder Sektion festgestellt wurde, weiß man heute – bedingt durch die Möglichkeit der szintigraphischen Darstellung dieser Partikel –, daß sie nicht so selten ist. Nach traumatischer Ruptur sind sie wesentlich häufiger zu beobachten als nach elektiver Milzexstirpation (Roth et al. 1982). Löw et al. (1981) fanden in 46,7% nach traumatischer Splekentomie aktivitätsspeicherndes Milzgewebe. Andere haben sogar in bis zu 60% derartige Partikel szintigraphisch nachgewiesen (Annexton 1979; Roth et al. 1982). Eine peritoneale Splenose bereitet i.allg. keine Beschwerden, wenn auch Roads et al. (1970) Symptome beobachtet haben, die derjenigen einer Endometriose nicht unähnlich sind. Diese Milzpartikel können aber auch zu einem

Darmverschluß führen (Prasad u. Beck 1968; Trimble u. Eason 1972; Fleming et al. 1976; Böhm u. Wytibul 1980).

In der Literatur wird seit Jahren die Frage diskutiert, ob Milzregenerate in der Lage sind, die Funktion der gesunden Milz zu übernehmen, wobei im Vordergrund die Verhütung von Postsplenektomieinfektionen steht. Von einigen Autoren werden sogar schon seit einiger Zeit Partikel der entfernten und fragmentierten Milz in die freie Bauchhöhle oder in das große Netz replantiert. Diese Maßnahme ist einfach durchzuführen. Doch neben Befürwortern hat sie inzwischen auch Gegner gefunden. Tavasolli et al. (1973) haben als optimale Teilchengröße solcher Replantate eine Obergrenze von 100 mg ermittelt, um eine rasche Regeneration zu garantieren. Grundsätzlich erfolgt die Regeneration dieser Partikel über eine fast vollständige Nekrose der Transplantate (Pabst u. Reilmann 1980; Reilmann et al. 1980; Roth et al. 1983).

Dementsprechend sind in diesen Milzregeneraten immer bindegewebige Narben zu erkennen, die besonders ausgeprägt sind bei dickeren Transplantaten um 2 mm Durchmesser. Gemessen am Verschwinden von Howell-Jolly-Köroern und vakuolisierten Erythrozyten sind diese Partikel ab dem 4. Monat funktionstüchtig. Nach etwa einem Jahr ist histologisch das Endstadium in ihrer Entwicklung erreicht (Seufert 1983). Diese Partikel können aber auch noch – entsprechend eigener szintigraphischer Beobachtung – über mehrere Jahre hinweg im Falle einer spontan entstandenen posttraumatischen Splenose an Größe zunehmen. Diese Milzregenerate sind in der Lage, injizierte Tuschepartikel, wärmealterierte Erythrozyten oder Schafserythrozyten zu phagozytieren (Schwartz et al. 1977; Pabst u. Reilmann 1980). Sie sind ebenso fähig, die Pitting-Funktion der Milz vollständig zu übernehmen, wobei aufgrund der eigenen Erfahrung offenbar eine Regeneratmenge notwendig ist, die etwa 1/4 der ursprünglichen Milz entspricht.

Die Übernahme dieser Funktionen bedeutet jedoch nicht, daß auch die immunologischen Aufgaben der intakten Milz restituiert werden. Aigner et al. (1981) sahen den postoperativen Anstieg von IgM bei einem Neugeborenen nach Replantation im 1. Lebensjahr als Beweis dafür an, daß von diesen Partikeln auch die Immunfunktion übernommen wurde. Tatsächlich steigt jedoch auch bei gesunden Säuglingen im 1. Lebensjahr der IgM-Spiegel durchschnittlich um das 5fach an (Stites 1982).

Roth et al. (1982) sahen außer einem Anstieg des Serumtuftsinspiegels keine Übernahme immunologischer Funktion nach Autotransplantation von Milzpartikeln, weswegen sie dieses Verfahren ablehnten. Cooney et al. (1979) fanden bei replantierten Ratten eine signifikant höhere Clearancerate von Bakterien als bei Splenektomierten, obwohl beide Gruppen nicht in der Lage waren, eine kontinuierliche Bakterienclearance aufrechtzuhalten, 72 h nach Infektion bestand hinsichtlich der Überlebensrate kein statistischer Unterschied mehr zwischen Splenektomierten und Replantierten.

Rice u. James (1980) fanden bei der Sektion zweier junger Menschen, die an einer Postsplenektomieinfektion gestorben waren, eine ausgeprägte Splenosis peritonei mit einem Gesamtgewicht von 92 g bei einem jungen Mann bzw. mehr als 100 Nebenmilzen bei einem jungen Mädchen, deren Regenerate bis zu 3 g schwer waren. Ein ähnlicher Befund wurde auch von anderen bei Patienten erhoben, die an einer Postsplenektomieinfektion starben (Balfanz et al. 1976; Gopal u. Bisno 1977). Schwartz et al. (1978) und Dickermann et al. (1979) konnten bei Ratten, die mit Pneumokokken bzw. Streptokokken infiziert wurden, keinen Schutz vor tödlichen Infektionen durch Milzreplantate feststellen.

Moxon et al. (1980) stellten jedoch einen gewissen Schutz durch autologe Milztransplantate bei intranasaler Infektion fest. Der Grad der Bakteriämie war jedoch im Vergleich zu den Splenektomierten unverändert.

Ungeklärt ist weiterhin, welcher Anteil der Milz replantiert werden muß, um die immunologische Schutzfunktion wieder herzustellen. Van Wyck et al. (1980) stellten fest, daß erst ab einer Restmilz von 1/3 und mehr ein ausreichender Schutz vor Infektionen besteht. Abgesehen von der andersartigen Durchblutung wird jedoch mit der Replantation von Milzpartikeln dieses Ausmaß *nicht* überschritten. In unserem Tierexperiment hatten wir jeweils die gesamte Milz replantiert, wobei 6 Monate später bei der Relaparotomie diese Replantate eine Größe erreicht hatten, welche in einem Fall einem knappen Drittel der ursprünglichen Milzgröße entsprach.

Bei der Nachuntersuchung unserer Patienten wie auch im Tierexperiment war kein Unterschied zwischen Patienten bzw. Tieren ohne Milzgewebe und denjenigen mit spontan entstandenen Nebenmilzen bzw. replantierten Partikeln offensichtlich.

Mit Nielsen et al. (1982) sind wir daher der Meinung, daß die Replantation von Milzpartikeln nach bisheriger Kenntnis die immunologische Funktion der Milz nicht restituiert. Wir meinen daher, daß die Replantation von Milzpartikeln nicht indiziert ist.

8.3 Aktive Immunisierung

Etwa 60% der Fälle einer Postsplenektomiesepsis werden durch Pneumokokken und Meningokokken hervorgerufen. Nur gegen diese beiden Erreger sind z.Z. Vakzine erhältlich.

8.3.1 Pneumokokkenimpfung

Der z.Z. verfügbare Impfstoff Pneumovax R enthält die Vakzine von 14 Pneumokokkentypen (1, 2, 3, 4, 6, 8, 9, 12, 14, 19, 23, 25, 51, 56). Diese Erreger verursachen 82,5% aller Pneumokokkenerkrankungen (Gartmann 1980). Die Menge des enthaltenen Antigens induziert bei Gesunden mindestens einen 4fachen Anstieg der Antikörper, so daß der Impfschutz mindestens 3–5 Jahre anhält. Ein merklicher Boostereffekt nach kurzfristiger Revakzination fehlt, es werden vielmehr lokale Nebenwirkungen verstärkt. Splenektomierte antworten auf eine geringere Anzahl der Antigene in dieser polyvalenten Vakzine (Krivit et al. 1979). Auch die Antikörperantwort insgesamt ist bei Milzlosen herabgesetzt (Gelfand 1983). Aus diesen Gründen wird empfohlen, sofern möglich, die Impfung mit Pneumovax 1–2 Monate vor der Splenektomie durchzuführen.

Der Erfolg der Pneumokokkenimpfung bei Splenektomierten wird unterschiedlich beurteilt. Trotz Impfung sind Fälle einer Sepsis mit Pneumokokken bekannt (Kitchens 1977; Broome et al. 1980). Broome beobachtete allerdings, daß 3 von 10 geimpften Patienten an Pneumokokkken starben, die nicht in der Bakzine enthalten waren, jedoch nur 2 von 22 Geimpften an den Erregern, welche die Vakzine beinhaltete.

Scher et al. (1983) stellten bei geimpften Ratten eine erhöhte Pneumokokkenclearance fest, auch wenn sie splenektomiert waren. Möglicherweise ist bei Splenektomierten ein höherer Titer von Antikörpern zum ausreichenden Schutz notwendig als bei Nicht-Splenektomierten. Schätzungsweise müssen mindestens 300 ng Antikörper N/ml vorliegen. Nur 69% der Splenektomierten erreichen nach der Impfung mit Pneumovax diese Konzentrationen (Pedersen 1982). Unabhängig davon ist jedoch bei Kindern unter 2 Jahren die Antikörperbildung so gering, daß ein Impfschutz mit Pneumovax fraglich ist.

8.3.2 Meningokokkenimpfung

Zur ausreichenden Bildung von Antikörpern genügt meist eine einzige Impfdosis bei gesunden Patienten. Bei Kindern unter 18 Monaten sind jedoch 2 Impfungen im Abstand von 3–4 Monaten nötig. Allerdings ist derzeit nur ein Impfstoff verfügbar, der wirksam gegen die Gruppen A und C ist. 75% der Infektionen in der BRD werden jedoch vom Typ B hervorgerufen (Berger 1983). Die Gruppen A und C stehen bei endemischen Infektionen im Vordergrund (Peltola 1983).

Aus diesen Gründen ist die Impfung mit Meningokokkenvakzonen zur Prophylaxe einer Postsplenektomieinfektion derzeit nicht sinnvoll.

8.4 Antibiotikaprophylaxe

Die meisten Erreger einer Postsplenektomieinfektion werden durch Penizillin G erfaßt. Aus diesem Grunde wird von manchen die Infektionprophylaxe mit Penizillin vorgeschlagen (Ravry et al. 1972; Krivit et al. 1979; Dickerman 1981; Gelfand 1983; Seufert 1983). Seufert empfiehlt beispielsweise bei Kindern unter 2 Jahren eine tägliche Penizillindosis von 2mal 200 000 E bis zum 10. Lebensjahr und bei Erwachsenen eine Dosis von 2mal 400 000 E täglich. Gelfand hält zumindest bei Kindern die Prophylaxe mit 2mal 250 mg Penizillin während der ersten 2 Jahre nach der Splenektomie für obligatorisch.

Diese Antibiotikaprophylaxe wird von anderen in ihrem Nutzen in Frage gestellt (Ramsey u. Bouskill 1973; Cooney 1981; Francke 1981), da keine Studie bisher ihren Nutzen erwiesen hat (Kitchens 1977).

Trotz prophylaktischer Antibiotikabehandlung sind schwere Fälle einer Postsplenektomiesepsis bekanntgeworden (Lowdon et al. 1962). Scher et al. (1983) stellte im Tierversuch keinen Schutz durch die Penizillinprophylaxe fest. Demgegenüber beobachtete Lanzkowsky (Krivit et al. 1979) seit Einführung der Penizillinprophylaxe keine tödloche Postsplenektomiesepsis mehr, während deren Häufigkeit zuvor 5% betrug.

Da bei der langzeitigen Antibiotikaprophylaxe mit Nebenwirkungen (Allergie, Selektion von Resistenzfaktoren) zu rechnen ist, andererseits aber auch bekanntermaßen die langfristige Mitarbeit der Patienten fraglich ist (nur 19–89% führten nach einer Pharyngitis eine langzeitige Penizillinbehandlung durch; Charnley et al. 1967), sollte eine Antibiotikaprophylaxe nur bei Kindern unter 2 Jahren langfristig durchgeführt werden. Da Postsplenektomieinfektionen meistens von sehr kurz dauernden Beschwerden angekündigt werden, sollte dagegen bei splenektomierten Patienten großzügig mit der Verordnung von Penizillin bei Erkältungskrankheiten verfahren werden, wobei diese Therapie jeweils auf 2–3 Tage bzw. evtl. bis zur Beschwerdefreiheit zu beschränken ist.

9 Therapie der Postsplenektomiesepsis

Die Letalität der Postsplenektomiesepsis liegt zwischen 50 und 90%. Im Vergleich zu der Pneumokokken- oder Meningokokkensepsis nichtsplenektomierter Patienten sind die Prodromalbeschwerden sehr kurz und der Verlauf der Sepsis foudroyanter. Sie ist darüber hinaus gekennzeichnet durch eine massive Bakteriämie (bis zu 10^6 Bakterien/ml Blut) und durch gehäuftes Auftreten einer disseminierten intravasalen Gerinnung.

Diese Gesichtspunkte sind bei der Therapie der Postsplenektomiesepsis zu berücksichtigen. Außerdem ist zu bedenken, daß bei diesen Patienten die Phagozytosefähigkeit von Bakterien vermindert ist, möglicherweise bedingt durch die eingeschränkte Opsonisation, welche durch Immunglobuline und den alternativen Reaktionsweg des Komplementsystems vermittel wird. Folgende Therapiemaßnahmen sind daher zu ergreifen:

Antibiotika
Fast alle Erreger der Postsplenektomiesepsis werden durch Penizillin G erfaßt. Da jedoch keine Zeit für bakteriologische Untersuchungen bleibt und untypische Erreger möglich sind, ist ein Breitsprektumantibiotikum, z.B. ein Cephalosporin der 3. Generation, vorzuziehen.

Es ist jedoch zu bedenken, daß durch ein bakterizid wirkendes Antibiotikum bei einer so massiven Bakteriämie in entsprechendem Ausmaß Toxine schlagartig freigesetzt werden, so daß auch die Anwendung bakteriostatisch wirksamer Antibiotika zu diskutieren ist (z.B. Streptomycin).

Nebennierenrindenhormone
Gullstrand et al. (1982) haben bei Ratten die Postsplenektomiesepsis mit Pneumokokken nachgeahmt. Sie stellten einen wirksamen Schutz durch Kortison nur bei sehr hoher Dosierung fest. Auf humane Verhältnisse übertragen, wäre demzufolge eine Dosis von 2,1 g Dexamethason erforderlich.

Gerinnungsstörungen
Eine disseminierte intravasale Gerinnung ist faßbar durch einen Abfall der Thrombozyten, durch den Nachweis von Fibrin-Monomer-Komplexen, durch einen Abfall des Fibrinogens, des Prothrombinwertes, einen Anstieg der partiellen Thromboblastinzeit und der Thrombinzeit. Zur exakten Diagnose sind jedoch wiederholte Untersuchungen notwendig, welche aber im Falle einer Postsplenektomiesepsis zu spät kommen. In Verbindung mit dem klinischen Bild einer Sepsis ist ein Thrombozytenabfall und ein Abfall des Prothrombins zur Diagnose einer disseminierten intravasalen Gerinnung ausreichend. Treten Einblutungen in die Haut auf, ist die Diagnose sicher.

Die disseminierte intravasale Gerinnung ist mit einer Erniedrigung von Antithrombin III verbunden. Zusätzlich kommt es zu einem Abfall der übrigen Gerinnungsfaktoren.

Die Behandlung der disseminierten intravaslen Gerinnung besteht deshalb in der Zufuhr von

- Antithrombin III (Kybernin),
- Gefrierplasma oder Warmblut,
- evtl. Heparin.

Antithrombin III wird in einer Initialdosis von 1 000–1 500 E i.v. verabreicht. Bei Patienten, die hochdosiert heparinisiert sind, darf diese Applikation nicht im Bolus erfolgen, da sonst eine Ungerinnbarkeit des Blutes resultiert. Insgesamt sind etwa 3 000–4 000 E über 24 h Antithrombin III notwendig. Die Anwendung von *Heparin* sollte wohlüberlegt sein. Es ist fraglich, ob sie überhaupt sinnvoll ist. Sie ist sicher nicht angezeigt, wenn bereits manifeste Blutungen bestehen. Im übrigen sollte eine Dosis von 150 E Heparin/h nicht überschritten werden. Möglicherweise ist die Gerinnungsstörung besser steuerbar, wenn Heparin zusammen mit Antithrombin III gegeben wird (1 E Heparin pro 1 E Antithrombin III). Exakte klinische Erfahrungen fehlen jedoch.

Gefrierplasma

Es enthält neben aktiven Gerinnungfaktoren auch Komplementfaktoren. Da jedoch Gefrierplasma i.allg. erst innerhalb von 4–6 h, gelegentlich auch später, verarbeitet wird, sind erhebliche Schwankungen der Komplementfaktoren zu erwarten.

Bei der Verordnung von *Warmblut* im Falle einer Sepsis besteht grundsätzlich die Gefahr einer massiven Hämolyse durch Aktivierung zytotoxischer T-Zellen. Die Agglutination bei der Kreuzprobe kann bereits auf diese Gefahr hinweisen.

Immunglobuline

Bei fehlender Milz ist eine Phagozytose von Bakterien in der Leber klinisch wirkungsvoll nur möglich, wenn die Erreger durch Antikörper gebunden sind. Diese Antikörper gehören zu der IgG- und IgM-Klasse. An kommerziell hergestellten Immunglobulinen steht z.Z. das Gammavenin R und das Venimmun R zu Verfügung. Gammavenin enthält nur Immunglobulin G und Immunglobulin A. Immunglobulin M ist nur im Venimmun enthalten. Eine effektive Wirkung dieser beiden Globulinaufbereitungen ist nur bei einer Dosis von mehr als 20 g des Gammavenin und mehr als 30 g des Venimmun zu erwarten.

Fibronectin

Plasmafibronectin ist ein zirkulierendes Alpha-2-Glykoprotein, das als Opsonin wirkt. Es ist eine lösliche Form des Zelloberflächenfibronectins.

Bei einer schweren Sepsis besteht ein Fibronectinmangel (Grouse 1980). Die diffuse intravasale Gerinnung geht ebenfalls mit einer Erniedrigung von Fibronectin einher (Sherman 1982).

Reinpräparate von Fibronectin sind nicht erhältlich, es ist jedoch in Kryopräzipitaten angereichert, so daß auch aus diesem Grunde Gefrierplasma zur Behandlung der Postsplenektimiesepsis angezeigt erscheint. Klinische Erfahrungen sind jedoch bisher beschränkt.

10 Zusammenfassung

Erstmals 1952 und vermehrt in den letzten Jahren machte eine Reihe von Autoren darauf aufmerksam, daß nach Entfernung der Milz gehäuft besonders schwer verlaufende septische bakterielle Infektionen auftraten.

Da dieses Krankheitsbild trotz der Vielzahl von Splenektomien dem Chirurgen meist nicht bekannt wird, steht er diesen Beobachtungen skeptisch gegenüber.

Um diese Frage zu klären, wurden im eigenen Krankengut die wegen eines Traumas splenektomierten Patienten in ihrem weiteren Schicksal verfolgt. Außerdem haben wir alle Patienten erfaßt, die zusätzlich zur chirurgischen Behandlung eines gutartigen gastroduodenalen Ulkusleidens splenektomiert worden waren.

Hierbei zeigte sich, daß tatsächlich derartige tödlich verlaufende Postsplenektomieinfektionen auftraten: drei (1,7%) der wegen eines Traumas splenektomierten Patienten machten eine Postsplenektomiesepsis durch, wobei 2 starben (1,1%). Es handelte sich hierbei um junge Menschen, die ansonsten gesund waren.

Bei den zusätzlich zu einer Ulkusoperation splenektomierten Patienten traten im Nachbeobachtungszeitraum verglichen mit einer Kontrollgruppe signifikant häufiger Infektionskrankheiten auf. Damit ist sicher, daß splenektomierte Patienten vermehrt infektionsanfälliger sind und darüber hinaus an einer Sepsis sterben können, welche bei nichtsplenektomierten Patienten in dieser Form unbekannt ist.

Auf der Suche nach möglichen Ursachen derartiger Verläufe stellten wir fest, daß splenektomierte Patienten folgende Veränderungen immunologisch relevanter Parameter aufwiesen: Sie zeigten eine

- Verminderung der In-vitro-Phagozytose von neutrophilen Granulozyten und Makrophagen,
- reduzierte Aktvität von Interleukin-2 und möglicherweise Interferon,
- Verminderung des Komplementfaktors C3 sowie der hämolytischen Gesamtaktivität.

Die Serumkomplementbefunde waren jedoch wechselnd. Der PAN-T-Zellenanteil war reduziert, jedoch nur teilweise signifikant. Außerdem waren die Monozyten häufig vermehrt. Immunglobulin M fand sich bei einigen vermindert. Weiterhin fiel gehäuft eine Hyp- bzw. Anergie des Epikutantests mit Recall-Antigenen auf. Die alkalische Phosphatase war auch bei einigen erwachsenen Patienten erhöht, wobei sich für diesen Befund keine Erklärung anbietet.

Die Proliferationstests, wie auch die spontane und antikörperabhängige Zytotoxizität zeigten kein auffälliges Verhalten.

Zur Unterstützung der im humanen System erhaltenen Ergebnisse wurden tierexperimentelle Untersuchungen durchgeführt, wobei insbesondere die Situation einer Sepsis nachgeahmt werden sollte. Diese Untersuchungen erfolgten auch deshalb, weil wir bei einer, an der Postsplenektomiesepsis gestorbenen Patientin eine verminderte spontane Zytotoxizität beobachtet hatten.

Bei diesen tierexperimentellen Untersuchungen zeigte sich jedoch, daß die Proliferationstests, die spontane und antikörperabhängige Zytotoxizität und auch die hämolytische Gesamtaktivität durch die Splenektomie keine Änderung erfuhren. Die bei einer Patientin beobachtete verminderte spontane Zytotoxizität dürfte dementsprechend eher durch die Sepsis an sich als durch den Milzverlust verursacht gewesen sein.

Unter Berücksichtigung der erhobenen Befunde besteht bei Splenektomierten eine Funktionsminderung der Makrophagen und der T-Zellen. Die erhobenen Befunde weisen weiterhin auf einen Defekt des alternativen Reaktionswegs des Komplementsystems durch den Milzverlust hin.

Zusammenfassend kann gesagt werden, daß der Verlust der Milz zu einer Schwächung der „Immunkompetenz" eines Individuums gegenüber bakteriellen Infektionen führt.

Da diese Funktion mit der Entfernung der Milz irreversibel verlorengeht, werden verschiedene Maßnahmen zur Verhütung bzw. zur Restitution dieses Defekts durchgeführt.

Als wesentlichste aktive Maßnahme wird verschiedentlich die Replantation von Partikeln der autologen Milz diskutiert und auch praktiziert.

Alle von uns erhobenen Befunde weisen jedoch darauf hin, daß diese Maßnahme hinsichtlich der Restitution der Immunfunktion der Milz – was auch immer darunter zu verstehen ist – ineffektiv ist. Nach unserer bisherigen Kenntnis ist daher die Replantation von Milzpartikeln nicht indiziert.

Auch alle weiteren Maßnahmen zum Schutz splenektomierter Patienten vor schwerwiegenden Infektionen entbehren bisher jeglicher klinischer Absicherung. Trotzdem sind aus unserer Sicht z.Z. folgende Maßnahmen zu empfehlen:

Jeder Patient, der *elektiv* splenektomiert wird, sollte 4 Wochen vor der geplanten Entfernung der Milz mit der derzeit verfügbaren polyvalenten Pneumokokkenvakzine geimpft werden. Bei allen anderen splenektomierten Patienten ist diese Impfung unmittelbar postoperativ zu empfehlen. Sie sollte in 3jährigem Abstand wiederholt werden. Sofern bei einer dieser repetierten Impfungen lokale Reaktionen auftreten, ist vor der nächsten Impfung durch intrakutane Injektion einer im Verhältnis 1 : 10 verdünnten Lösung des Impfstoffs eine eventuelle verstärkte Empfindlichkeit zu überprüfen. Die meisten Meningokokkeninfektionen werden hierzulande durch den Typ B verursacht. Gegen diesen Erreger steht jedoch z.Z. kein Impfstoff zur Verfügung. Inwieweit es sinnvoll ist, diesen Impfstoff herzustellen, dessen Zubereitung an sich nicht aufwendig ist, bleibt weiteren Überlegungen vorbehalten. Wäre er verfügbar, könnten aktuell etwa 50–60% aller Erreger einer Postsplenektomieinfektion mit einem Impfstoff erfaßt werden.

Die Langzeitprophylaxe mit Antibiotika erscheint aus verschiedenen Überlegungen nicht sinnvoll, obwohl nahezu alle Erreger einer Postsplenektomieinfektion allein durch Penizillin G erfaßt werden. Da Kinder bis zum 2. Lebensjahr unzureichend auf eine Impfung mit entsprechender Antikörperbildung reagieren, sollten Kinder bis zu diesem Lebensalter nur unter sehr dringlicher Indikation splenektomiert werden. Nur in diesem Lebensabschnitt erscheint eine prophylaktische Anwendung von Penizillin G indiziert. Man muß sich jedoch darüber im klaren sein, daß auch dadurch kein absoluter Schutz vor einer Postsplenektomieinfektion erreicht wird.

Trotz Impfung von Vakzinen gegen die relevanten Erreger und trotz prophylaktischer Anwendung von Antibiotika muß mit Postsplenektomieinfektionen gerechnet werden. Deshalb sollten Splenektomierte besonders auf das erhöhte Risiko bakterieller Infektionen („Erkältungskrankheiten", Nasennebenhöhleninfektionen, Mandelentzündungen) großzügig mit Penizillin G behandelt werden. Möglicherweise ist die Behandlung über 2–3 Tage hinweg oder bis zum Abklingen der akuten Beschwerden (Fieber, lokale Entzündungen, Krankheitsgefühl) ausreichend. Nur in diesen Fällen erscheint eine „prophylaktische" Behandlung mit Antibiotika sinnvoll.

Die schweren Postsplenektomieinfektionen treten fast immer nach nur diskreten Prodromalbeschwerden ganz akut auf. Die Kenntnis dieses besonderen Krankheitsverlaufs bei Splenektomierten ist unter der Ärzteschaft nicht geläufig. In diesem Punkt bestehen noch wesentliche Informationslücken.

Patienten mit einer Postsplenektomieinfektion haben nur dann eine gute Chance zu überleben, wenn frühzeitig an diese Erkrankung gedacht wird. Die Behandlung erfordert alle Möglichkeiten der intensivmedizinischen Therapie. Sie besteht im Einsatz von Antibiotika, wobei aufgrund theoretischer Überlegungen möglicherweise bakteriostatische vorteilhafter sind im Vergleich zu bakterioziden; weiterhin in sehr hoch dosierten Gaben von Kortison, Immunglobulinen, wobei auch IgM in diesen Fraktionen enthalten sein muß, und gerinnungsrestituierenden Maßnahmen (AT III, Gefrierplasma, u.U. Heparin).

Literatur

Aigner K, Schwemmle K, Dobroschke J, Hild P, Henneking K, Bauer M, Teuber J, Schwetlick G (1981) Reimplantation von Milzgewebe nach geburtstraumatischer Milzruptur. Langenbecks Arch Chir 354:39

Amman A, Addiego I, Waro DW (1977) Pneumococcal immunization in sickle cell anemia and asplenia. N Engl J Med 297:897

Amsbaugh DF, Prescott B, Bauer PJ (1978) Effect of splenectomy on the expression of regulatory T-cell-activity. J Immunol 121:1483

Andersen V, Cohn J, Freiesleben Sorensen S (1976) Immunological studies in children before and after splenectomy. Acta Paediatr Scand 65:409

Annexton M (1979) Autotransplantation of spleen tissue after trauma: encouraging evidence. JAMA 241:437

Balfanz JR, Nesbit JME, Jarvis C, Krivit W (1976) Overwhelming sepsis following splenectomy. J Pediatr 88:458

Ballow M, Shira JE, Harden L, Yang S, Day NK (1975) Complete absence of the third component of complement in man. J Clin Invest 56:703

Barret-Connor E (1971) Bacterial infection and sickle cell anemia: An analysis of 250 infections in 166 patients and a review of the literature. Medicine (Baltimore) 50:96

Begemann H (1975) Die Splenektomie bei Lymphogranulomatose (Hodgkin-)Kranken. Med Klin 70:591

Benjamin JT, Komp DM, Shaw A, McMillan CW (1978) Alternatives to total splenectomy: Two case reports. J Pediatr Surg 13:137

Benner R, van Oudenaren A (1975) Antibody formation in mouse bone marrow following cell response to sheep red blood cells. Cell Immunol 19:167

Berger U (1982) Impfung und Chemoprophylaxe bei Meningokokkeninfektionen. Antibiotika-Spektrum Merck 4:10

Berger U (1983) Impfprophylaxe der Meningokokken-Infektionen. Die gelben Hefte 23:87

Bisno AL, Freeman JC (1970) The syndrome of asplenia, pneumococcal sepsis and disseminated intravascular coagulation. Ann Intern Med 72:389

Blaszczyk N, König A, Meier zu Eissen P (1976) Beurteilung des Körperschadens nach Splenektomie wegen Milzruptur unter besonderer Berücksichtigung des Verhaltens der Immunglobuline. Zentralbl Chir 101:556

Böhm N, Wybitul K (1980) Autotransplantation von Milzgewebe nach traumatischer Milzruptur (traumatische Splenose). Chirurg 51:158

Boenig H, Bertolini R (1967) Leitfaden der Entwicklungsgeschichte des Menschen. Edition Leipzig, Leipzig, S 289

Bouza E, Burgaleta C, Golde DW (1978) Infections in hairy-cell leucemia. Blood 51:851

Bowdler AJ (1975) The spleen and haemolytic disorders. Clin Haematol 4:231

Bramis JP, Schanzer H, Sloane C, Taub RN (1977) Specific impairment of humoral and cellular allografts immunity after splenic allotransplantation in rats. Transplant Proc 9:341

Broome CV, Facklam RR, Fraser DW (1980) Pneumococcal disease after pneumococcal vaccination. An alternative method to estimate the eficacy of pneumococcal vaccine. N Engl J Med 303:549

Brown EJ, Hosea SW, Frank MM (1981) The role of the spleen in experimental pneumococcal bacteremia. J Clin Invest 67:975

Brown EJ, Hosea SW, Hammer CH, Burch CG, Frank MM (1982) A quantitative analysis of the interactions of antipneumococcal antibody and complement in experimental pneumococcal bacteremia. J Clin Invest 69:85

Buchbinder JH, Lipkoff CJ (1939) Splenosis: Multiple peritoneal splenic implants following abdominal injury. Surgery 6:927

Cahalene SF, Kiesselbach N (1969) The significance of the accessory spleen. J Pathol 100: 139

Carlisle HN, Saslaw S (1959) Properdin levels in splenectomized persons. Proc Soc Exp Biol Med 102:150

Charney E, Bynum R, Eldredge D (1967) How well do patients take oral penicillin? A collaborate study in private practice. Pediatrics 40:188

Chilcote RR, Baehner RL, Hammond D (1976) Septicemia and meningitis in children splenectomized for Hodgkin's disease. N Engl J Med 295:198

Claret I, Morales L, Montaner A (1975) Immunological studies in the postsplenectomy syndrome. J Pediatr Surg 10:59

Coil JA jr, Dickerman JD, Horner SR, Chalmer BJ (1980) Pulmonary infection in splenectomized mice: Protection by splenic remnant. J Surg Res 28:18

Constantinopoulos A, Najjar VA, Wish JB, Necheles TH, Stolbach LL (1973) Defective phagocytosis due to tuftsin deficiency in splenectomized subjects. Am J Dis Child 125: 663

Cooney DR (1981) Splenic and hepatic trauma in children. Surg Clin North Am 61:1165

Cooney DR, Swanson SE, Dearth JC, Dewanjee MK, Telander RL (1979) Heterotopic splenic autotransplantation in prevention of overhwelming postsplenectomy infection. J Pediatr Surg 14:336

Cooper NR (1982) The complement system. In: Stites DP, Stobo KD, Fudenberg HH, Wells JV (eds) Basic and clinical immunology. Lange Medical Publishers, Los Altos, p 124

De Carvalho IF, Borel Y, Miescher PA (1967) Influence of splenectomy in rats on the formation of 19S und 7S antibodies. Immunology 12:505

Dickerman JD (1981) Traumatic asplenia in adults: A defined hazard? Arch Surg 116: 361

Dickerman JD, Horner SR, Coil JA, Gump DW (1979) The protective effect of intraperitoneal splenic autotransplants in mice exposed to an aerosolized suspension of type III streptococcus pneumoniae. Blood 54:354

Djawari D, Bischoff T, Hornstein OP (1978a) Impairment of chemotactic activity of microphages in chronic mucocutaneous candidosis. Arch Dermatol Res 262:247

Djawari D, Hornstein OP, Gross J (1978b) Störungen der phagozytären und fungiziden Granulozytenfunktion bei chronischer muco-cutaner Candidose. Z Hautkr 53:422

Djawari D, Simon M jr, Burkhardt B (1983) Macrophage functions in patients suffering from chronic muco-cutaneous candidosis. Arch Dermatol Res (in press)

Donaldson SS, Moore MR, Rosenbert SA, Vosti KL (1972) Characterization of postsplenectomy bacteremia among patients with and without lymphoma. N Engl J Med 287:69

Drutz DJ, Mills J (1982) Immunity and infection. In: Stites DP, Stobo KD, Fudenberg HH, Wells JV (eds) Basic and clinical immunology. Lange Medical Publishers, Los Altos, p 209

Edwards LD, Digioia R (1976) Infections in splenectomized patients – a study of 131 patients. Scand J Infect Dis 8:255

Eichner ER (1979) Splenic function: normal, too much and too little. Am J Med 66:311

Ein SH, Shandling B, Sipson JS, Stephens CA (1978) Nonoperative management of traumatized spleen in children: how and why. J Pediatr Surg 13:117

Elkon KB, Sewell JR, Ryan JR, Hughes GRV (1980) Splenic function in non-renal systemic lupus erythematosus. Am J Med 69:80

Ellis EF, Smith RT (1966) The role of the spleen in immunity. With special references to the post-splenectomy problem in infants. Pediatrics 37:111

Ellison RT, Kohler PF, Curf JG, Judson FN, Reller LB (1983) Prevalence of congenital or acquired complement deficiency in patients with sporadic menigococcal disease. N Engl J Med 308:913

Eraklis AJ, Filler RM (1972) Splenectomy in childhood: A review of 1413 cases. J Pediatr Surg 7:382

Eraklis AJ, Kevy SV, Diamond LK, Gross RE (1967) Hazard of overwhelming infections after splenectomy in childhood. N Engl J Med 276:1225

Erickson WD, Burgert EO jr, Lynn HB (1968) The hazard of infection following splenectomy in children. Am J Dis Child 116:1

Falck W, Goodwin RH jr, Leonhard EJ (1980) A 48-well micro chemotaxis assembly for rapid and accurate measurement of leukocyte migration. J Immunol Methods 33:239

Felton LD (1940) Immunisation against pneumonia. Am J Public Health 30:361

Fleming CR, Dickson ER, Harrison EG jr (1976) Splenosis: Autotransplantation of splenic tissue. Am J Med 61:414

Francke EL, Neu HC (1981) Postsplenectomy infection. Surg Clin North Am 61:135

Gartmann J (1980) Pneumokokkenpneumonie: Epidemiologie, Therapie, Immunprophylaxe. Schweiz Med Wochenschr 110:1258

Gelfand JA (1983) Case records of the Massachusetts General Hospital. Case 20–1983. N Engl J Med 308:1212

Giebink GS, Schiffman G, Krivit W, Quie PG (1979) Vaccinetype pneumococcal pneumonia. Occurence after vaccination in an asplenic patient. JAMA 241:2736

Giedl J (1983) Die regionale lymphogene Metastasierung des Magenkrebses. Vortrag vor der Medizinischen Gesellschaft Erlangen

Goffinet DR, Glatstein EJ, Merigan TC (1972) Herpes zoster-Varicella infection and lymphoma. Am Int Med 76:235

Goodman JW (1982) Immunoglobulins I: Structure and function. In: Stites DP, Stobo JD, Fudenberg HH, Wells JV (eds) Basic and clinical immunology. Lange Medical Publishers, Los Altos, p 30

Gopal V, Bisno AL (1977) Fulminant pneumococcal infections in ‚normal' asplenic hosts. Arch Intern Med 137:1526

Gramatzki M, Strong DM, Grove SB, Bonnard GD (1982) Cryopreserved human cultured T cells as responder cells for the quantitative measurement of Interleukin 2: Improvement of the assay. J Immunolog Methods 53:209

Grouse LD (1980) Fibro-what. JAMA 244:171

Gullstrand P, Alwmark A, Schalen C (1982) Effect of steroids on the outcome of penicillin treatment in pneumococcal sepsis in splenectomized rats. Surgery 91:222

Hamelmann H, Grabiger A (1965) Spätergebnisse nach Splenektomie. MMW 17:831

Hancock BW, Bruce L, Ward AM, Richmond J (1976) Changes in immune status in patients undergoing splenectomy for the staging of Hodgkin's disease. Br Med J (Clin Res) 7:313

Harder F, Klco L, Tondelli P (1977) Komplikationen nach Splenektomie. Tagung der Vereinigung Mittelrheinischer Chirurgen, Basel

Hayboe FGJ, Whitby L (1955) Splenic function: Study of splenectomy in blood disorders. Q J Med 24:365

Hellriegel KP, Gharbib M, Helbig D, Gross R (1979) Indikation zur Splenektomie im Kindes- und Erwachsenenalter. Chirurg 50:472

Herfarth C (1975) Milz. In: Lindenschmitt TO (Hrsg) Pathologische Grundlagen der Chirurgie. Thieme, Stuttgart, S 512

Hilschmann N (1982/83) Die Immunität – eine vorprogrammierte Reaktion auf das Unerwartete. Mannheimer Forum, Boehringer, Mannheim, S 101

Höllwarth H, Breisach G (1978) Zur konservativen Therapie der posttraumatischen Milzruptur. Chirurg 49:711

Horan M, Colebatch JH (1962) Relation between splenectomy and subsequent infection. Arch Dis Child 37:398

Hosea SW, Brown EJ, Hamburger MI, Franke MM (1981) Opsonic requirements for intravascular clearance after splenectomy. N Engl J Med 304:245

Howman-Giles R, Gilday DL, Venugopal S, Shandling B, Ash JM (1978) Splenic trauma – nonoperative management and long-term follow-up by scintiscan. J Pediatr Surg 13:121

Hütteroth TH, Mayer zum Büschenfelde K-H (1983) Erhöhtes Hepatitisrisiko nach Splenektomie? Dtsch Med Wochenschr 108:155

Hyslop NE jr, Rosenblatt M (1975) Case records of the Massachusetts General Hospital. Case 36–1975. N Engl J Med 293:547

Iscove NN, Melchers F (1978) Complete replacement of serum by albumin, transferrin and soybean lipid in culture of lipopolysaccharide-reactive B lymphocytes. J Exp Med 147:923

Jacob HS (1978) Born again to work again. N Engl J Med 298:1415

Kamel R, Dunn MA (1982) Segmental splenectomy in schistosomiasis. Br J Surg 69:311

Kaplan HJ, Streilein JW (1974) Do immunological privileged sites require a functioning spleen? Nature 251:553

Katz DH (1982) The immune system: an overview. In: Stites DP, Stobo JD, Fudenberg HH, Wells JV (eds) Basic and clinical immunology. Lange Medical Publishers, Los Altos, p 13

Keramidas DC (1979) The ligation of the splenic artery in the treatment of traumatic rupture of the spleen. Surgery 85:530

Keramidas DC, Voyatzis N, Anagnostou D, Stavrides J, Koutoulides C, Ziros A (1980) Ligation of the splenic artery; effects on the injured spleen and its function. J Pediatr Surg 15:38

Kettman JR, Lubet MT (1976) The spleen as repository of cells mediating delayed hypersensitivity reactions. In: Battisto JR, Streilein JW (eds) Immuno-aspects of the spleen. Elsevier/North Holland Biomedical Press, Amsterdam, p 117

Kevy SV, Tefft M, Vawter GF, Rosen FS (1968) Hereditary splenic hypoplasia. Pediatrics 42:752

Kiesewetter WB (1975) Pediatric splenectomy indications: Technique, complications and mortality. Surg Clin North Am 55:287

King H, Shumacker HB jr (1952) Splenic studies. Susceptibility to infection after splenectomy performed in infancy. Ann Surg 136:239

Kirchner H, Digel W, Storch E (1982) Interferons and bacterial infections. Klin Wochenschr 60:740

Kitchens CS (1977) The syndrome of post-splenectomy fulminant sepsis. Case report and review of the literature. Am J Med Sci 274:303

Klaue P, Eckert P, Kern E (1979) Incidental splenectomy: Early and late postoperative complications. Am J Surg 138:296

Klaus GGB, Jones EW (1968) The immunoglobulin response in intact and splenectomized calves infected with Anaplasma marginale. J Immunol 100:991

Kreuter E (1920) Experimentelle Untersuchungen über die Entstehung der sogenannten Nebenmilzen, insbesondere nach Milzverletzungen. Bruns Beitr Chir 118:76

Krivit W (1977) Overwhelming post splenectomy infection. Am J Hematol 2:193

Krivit W, Giebink GS, Leonhard A (1979) Overwhelming postsplenectomy infection. Surg Clin North Am 59:223

Lanzkowsky P, Karayalcin G, Shende A (1976) Complications of laparotomy and splenectomy in stages of Hodgkin's disease in children. Am J Hematol 2:193

Laung LSW, Szal GJ, Drachman RK (1972) Increased susceptibility of splenectomized rats to infection with Diplococcus pneumoniae. J Infect Dis 126:507

Lawkowicz W, Krzeminska-Lawkowiczowa I, Krag M, Rostkowska J, Ciesluk S (1974) Influence of splenectomy on serum immunoglobin levels in human patients. Arch Immunol Ther Exp (Warsz) 22:712

Leibold W, Bridge S (1979) 75Se-release: A short and long term assay system for cellular cytotoxicity. Z Immun Forsch 155:287

Leibold W, Huldt G, Flanagan TD, Andersson M, Dalens M, Wright DH, Voller A, Klein G (1976) Tumorigenicity of Epstein-Barr Virus (EBV)-transformed lymphoid line cells in autologous squirrel monkeys. Int J Cancer 17:533

Leibold W, Janotte G, Peter HH (1980) Spontaneous cell-mediated cytotoxicity (SCMC) in various mammalian species and chickens: Selective reaction pattern and different mechanisms. Scand J. Immunol 11:203

Lersch C, Meyer J, Hammer C, Brendel W (1982) Influence of asplenia and splenectomy on tumor growth in mice. J Exp Clin Res 1:111
Liang C-S, Huckabee WE (1973) Effects of splenectomy and beta-adrenoceptor blockade on cardiac output response to acute hypoxemia. J Clin Invest 52:3129
Likhite VV (1975) Opsonin and leukophilic gammaglobulin in chronic splenectomised rats with and without heterotopic autotransplanted splenic tissue. Nature 253:742
Linker H, Maier T, Reuter H, Junginger T (1981) Plättchenzahl und Plättchenfunktion nach Splenektomie. Dtsch Ärztebl 677
Löw A, Tischler E, Meier H, Mahlstedt J, Wolf F (1981) Selektive Milzszintigraphie zur Beurteilung der Splenosishäufigkeit nach posttraumatischer Splenektomie. Nuc Compact 12:210
Lowdon AG, Walker JH, Walker W (1962) Infection following splenectomy in childhood. Lancet I:499
Matas AJ, Simmons RL, Buselmeier TJ, Najarian JS, Kjellstrand CM (1975) Lethal complications of bilateral nephrectomy and splenectomy in hemodialyzed patients. Am J Surg 129:616
Millard RE, Banerjee DK (1979) Changes in T- and B-blood lymphocytes after splenectomy. J Clin Pathol 32:1045
Miller CL, Baker CL (1979) Development of inhibitory macrophage (phi) after splenectomy. Transplant Proc 11:1460
Mitterstieler G, Müller W, Hammerer J, Höpfel-Kreiner I (1978) Disseminierte intravasale Gerinnung bei Pneumokokkensepsis nach Splenektomie. Z Kinderchir 75:8
Mondorf W, Lennert KA, Kollmar M (1969) Quantitative Immunoglobulinbestimmungen posttraumatisch splenektomierter Kinder. Klin Wochenschr 47:533
Monfardini S, Barjetta E, Arnold G, Kenda R, Bonadonna G (1975) Herpes zoster-varicella infection in malignant lymphomas. Influence of splenectomy and intensive treatment. Eur J Cancer 11:51
Moore RN (1982) Regulation of macrophage accessory functions by interactions involving lymphokines and endotoxin. Klin Wochenschr 60:754
Morgenstern L, Shapiro SJ (1979) Techniques of splenic conservation. Arch Surg 114:449
Morris DH, Bullock FD (1919) The importance of the spleen in resistance to infection. Ann Surg 76:513
Mowah C, McFadzean AJS (1974) Post-splenectomy fever. Trans R Soc Trop Med Hyg 68: 437
Moxon R, Schwartz AD (1980) Heterotopic splenic autotransplantation in the prevention of Haemophilus influenzae meningitis and fatal sepsis in Sprague-Dawley rats. Blood 56:842
Moxon ER, Goldthorn JF, Schwartz AD (1980) Haemophilus influenzae infection in rats: effect of splenectomy on bloodstream and intranasal inoculation. Infect Immun 27:872
Muck P, Pohle HD (1979) Klinik und Bedeutung der Pneumokokken-Pneumonie. MMW 121:1597
Najjar VA (1979) The clinical and physiological aspects of tuftsin deficiency syndromes exhibiting defective phagocytosis. Klin Wochenschr 57:751
Najjar VA, Nishioka K (1970) 'Tuftsin'. A natural phagocytosis stimulating peptide. Nature 228:672
Najjar VA, Constantinopoulos A (1972) A new phagocytosis-stimulating tetrapeptide hormone, tuftsin, and its role in disease. J Reticuloendothel Soc 12:215
Nielsen JL, Sorensen FH, Sakso P, Hansen HH (1982) Implantation of autologous splenic tissue after splenectomy for trauma. Br J Surg 69:529
Nossal GJV, Austin CM, Pye J, Mitchell J (1966) Antigens in immunity. XII: Antigen trapping in the spleen. Int Arch Allerg 29:368
Ogle CK, Ogle JD, McClellan MA, Alexander JW (1975) Determination of serum opsonins and opsonization in patients with sepsis. Surg Forum 26:6
O'Neal BJ, McDonald JC (1981) The risk of sepsis in the asplenic adult. Ann Surg 194:775
Orda R, Barak J, Baron J, Spirer Z, Wiznitzer T (1981) Postsplenectomy splenic activity. Ann Surg 194:771

Pabst R (1981) Die Milz, ein überflüssiges Organ? Med Klin 76:210

Pabst R, Reilmann H (1980) Regeneration of heterotopically transplantated autologous splenic tissue. Cell Tissue Res 209:137

Pachter HL, Hofstetter SR, Spencer FC (1981) Evolving concept in splenic surgery. Splenorraphy versus splenectomy and postsplenectomy drainage: Experience in 105 patients. Ann Surg 194:262

Pantell RH, Stewart TJ (1979) The pneumococcal vaccine. JAMA 241:2272

Pearson HA, O'Brien RT, McIntosh LS, Aspnes GT (1974) The spleen, asplenia and overwhelming pneumococcal infection. In: Robbins JB, Horton RE, Krause RM (eds) Proceedings of symposium. New approaches for inducing natural immunity to pyogenic organisms, publication no. 74:553

Pearson HW, Johnston D, Smith KA, Touloukian RJ (1978) The born-again spleen. Return of splenic function after splenectomy for trauma. N Engl J Med 298:1389

Pederson FK, Henrichsen J, Schiffman G (1982) Antibody response to vaccination with pneumococcal capsular polysaccharides in splenectomized children. Acta Paediatr Scand 71:451

Peltola H (1983) Meningokokken-Infektionen. Die gelben Hefte 23:81

Perla D (1936) The regeneration of autoplastic transplants. Am J Pathol 12:665

Perla D, Marmorston J (1935) The spleen and resistance. Williams & Wilkins, Baltimore

Polhill RB, Johnson RB (1975) Diminished alternative complement pathway after splenectomy. Pediatr Res 9:333

Prasad C, Beck R (1968) Unusual problems in surgery: Splenosis and intestinal obstruction. Mt Sinai J Med (NY) 35:534

Ramsay LE, Bouskill KC (1973) Fatal pneumococcal meningitis in adults following splenectomy: Two case reports and a review of the literature. J R Nav Med Serv 59:102

Ravry M, Maldonado N, Velez-Garcia E, Montalvo J, Santiago PJ (1972) Serious infection after spelectomy for the staging of Hodgkin's disease. Ann Intern Med 77:11

Reilmann H, Pabst R, Neuhaus P (1980) Tierexperimentelle Untersuchungen zur Regenerationsfähigkeit von autotransplantiertem Milzgewebe. Tagung d. Mittelrheinischen Chirurgen, Würzburg

Rhoads JE, Allen JG, Harkins HN, Moyer CA (1970) Surgery – Principles and practise. Lippincott, Philadelphia Toronto, p 962

Rice HM, James PD (1980) Ectopic splenic tissue failed to prevent fatal pneumococcal septicaemia after splenectomy for trauma. Lancet I:565

Robertson DAF, Simpson FG, Losowsky MS (1981) Blood viscosity after splenectomy. Br Med J (Clin Res) 283:573

Robinette CD, Fraumeni JF jr (1977) Splenectomy and subsequent mortality in veterans of the 1939–45 war. Lancet II:127

Roitt I (1980) Essential immunology. Blackwell Scientific Publications, Oxford London Edinburgh

Romball CG, Weigle WO (1977) Spenic role in the regulation of immune response. Cell Immunol 34:376

Roth H, Bolkenius M, Daum R, Brandeis WE (1982) Kinderchirurgische Aspekte zur Chirurgie der Milz. Chirurg 53:687

Rowley DA (1950) The formation of circulating antibody in the splenectomized human being following intravenous injection of heterologous erythrocytes. J Immunol 65:515

Roy M, Geller JS (1974) Increased morbidity of iatrogenic splenectomy. Surg Gynecol Obstet 139:392

Russell JL, Golub ES (1976) Altered T cell function in asplenic mice. In: Battisto JR, Streilein JW (eds) Immuno-aspects of the spleen. Elsevier/North-Holland Biomedical Press, Amsterdam, p 185

Saslaw S, Bouroncle BA, Wall RL, Doan CA (1959) Studies on antibody response in splenectomised persons. N Engl J Med 261:120

Saslaw S, Carlisle HN (1964) Antibody response in splenectomized monkeys. Proc Soc Exp Biol Med 116:738

Schaffner T, Keller HU, Hess MW, Cottier H (1982) Macrophage functions in antimicrobial defense. Klin Wochenschr 60:720

Scher KS, Wroczynski AF, Jones CW (1983) Protection from postsplenectomy sepsis: Effect of prophylactic penicillin and pneumococcal vaccine on clearance of type 3 pneumococcus. Surgery 93:792

Schmid F-J, Berchtold R (1976) Ist der splenektomierte Patient ein Dauerinvalider? Eine Umfrage. Schweiz Rundschau Med (Praxis) 65:1555

Schneider H-J (1979) Komplikationen nach Splenektomie. Inauguraldissertation, Erlangen

Schorlemmer HU (1982) Das Komplement-System. Die gelben Hefte, Behringwerke, Marburg, S 49

Schreiber HW (1969) Milz. In: Baumgartl F, Kremer K, Schreiber HW (Hrsg) Spezielle Chirurgie für die Praxis, Bd II. Thieme, Stuttgart, S 669

Schreiber HW, Winkler R (1983) Klinische Forschung in der Chirurgie – am Beispiel der gastroenterologischen Chirurgie. Chirurg 54:186

Schulkind ML, Ellis EF, Smith RT (1967) Effect of antibody upon clearance of I-125-labelled pneumococci by the spleen and liver. Pediatr Res 1:178

Schumacher MJ (1970) Serum immunoglobulin and transferrin levels after childhood splenectomy. Arch Dis Child 45:114

Schwartz AD, Dadash-Zadeh M, Goldstein R, Luck S, Conway JJ (1977) Antibody response to intravenous immunization following autotransplantation in Sprague-Dawley rats. Blood 49:779

Schwartz AD, Goldthorn JF, Winkelstein JA, Swift AJ (1978) Lack of protective effect of autotransplanted splenic tissue to pneumococcal challenge. Blood 51:475

Seufert RM (1983) Chirurgie der Milz. Enke, Stuttgart

Seufert RM, Böttcher W (1982) Organerhaltende Behandlung von Milzverletzungen. Dtsch Med Wochenschr 107:523

Seufert RM, Böttcher W, Munz D, Heusermann U (1981) Erste klinische Erfahrungen mit der heterotopen Autotransplantation der Milz. Chirurg 52:525

Sherman LA (1982) Fibronectin: Blood turnover in normal animals and during intravascular coagulation. Bood 60:558

Sherman NK, Asch MJ (1978) Conservative surgery for splenic injuries. Pediatrics 61:267

Shinefield HR, Steinberg SR, Kaye D (1966) Effect of splenectomy on the susceptibility with Diplococcus pneumoniae. J Exp Med 123:777

Singer DB (1973) Postsplenectomy sepsis. In: Rosenberg HS, Bolander RP (eds) Perspectives on pediatric pathology. Year Book Medical Publishers, Chicago, p 285

Skrede S, Winther FO, Munthe E, Nordoy A (1977) Transitory IgA-deficiency, persistent IgE-deficiency and recurrent respiratory tract infectious disease after splenectomy. Arch Otorhinolaryngol 217:423

Spencer RP, Pearson HA (1975) The spleen as a hematological organ. Semin Nucl Med 5:95

Spirer Z, Zakuth V, Diamant S, Mondorf W, Stefanescu T, Stabinsky Y, Fridkin M (1977) Decreased tuftsin concentrations in patients who have undergone splenectomy. Br Med J (Clin Res) 17:1574

Spivack CR (1977) Observations on the role of the spleen in immune defense. Am J Med Sci 274:297

Stites DP (1982) Clinical laboratory methods for detection of antigens and antibodies. In: Stites DP, Stobo JD, Fudenberg HH, Wells JV (eds) Basic and clinical immunology. Lange Medical Publishers, Los Altos, p 325

Stögmann W, Paky F (1980) Postsplenektomiesepsis. Pädiatr Praxis 23:429

Streicher H-J (1975) Indikation zur Splenektomie. Dtsch Ärztebl 2391

Sugimachi K, Kodama Y, Kumashiro R, Kanematsu T, Noda S, Inokuchi K (1980) Critical evaluation of prophylactic splenectomy in total gastrectomy for the stomach cancer. Gann 71:704

Sullivan JL, Ochs HD, Schiffman G (1978) Immune response after splenectomy. Lancet I:178

Taliaferro WH, Taliaferro LG (1950) The dynamics of hemolysin formation in intact and splenectomized rabbits. J Infect Dis 87:37

Tavasolli M, Ratzau RJ, Crosby WH (1973) Studies on regeneration of heterotopic splenic autotransplants. Blood 41:701

Thiele H, Saeger HD, Hoffmeister AW (1978) Ergebnisse bei 242 Splenektomien. Med Welt 29:1480

Touloukian RJ, Dang CV, Caride VJ (1978) Splenic function following experimental dearterialization injury in the suckling rat. J Pediatr Surg 13:131

Trigg ME, Geier MR, Merril CR (1975) Trapping of antigen in spleen. N Engl J Med 292: 214

Trimble C, Eason FJ (1972) A complication of splenosis. J Trauma 12:358

Tung G, Miller C, Lim RC, Fisher E (1977) Effect of splenectomy on patients' immunocompetent leukocytes. Surg Forum 28:337

Tzehoval E, Segal S, Stabinsky Y, Fridkin M, Spirer Z, Feldman M (1978) Tuftsin (an Ig-associated tetrapeptide) triggers the immunogenic function of macrophages. Implications for activation of programmed cells. Proc Natl Acad Sci USA 73:3400

Van Rooijen N, Roeterink DK (1980) Phagocytosis and lymphocyte trapping in the spleen following carbon injection is not due to direct lymphocyte-macrophage adherence. Immunology 39:571

Van Wyk DB, Witte MH, Witte CL, Strunk R (1978) Humoral immunity in experimental hyposplenism. Surgery 84:134

Van Wyk DB, Witte MH, Witte CL, Thies AC jr (1980) Critical splenic mass for survival from experimental pneumococcemia. J Surg Res 28:14

Voboril Z (1982) Segmentäre Resektion der verletzten Humanmilz. Chirurg 53:692

Wagener DJT, Geestman E, Borgonjen A, Haanen C (1976) The influence of splenectomy on cellular immunologic parameters in Hodgkin's disease. Cancer 37:2212

Wagner H, Röllinghoff M (1980) Vorwort zur Interleukin-Tagung. Behring Inst Mitt 67:1

Walker W (1976) Splenectomy in childhood: A review in England and Wales, 1960–64. Br J Surg 63:36

Webb DR, Winkelstein A (1982) Immunosuppression, immunopotentiation, and anti-inflammatory drugs. In: Stites DP, Stobo JD, Fudenberg HH, Wells JV (eds) Basic and clinical immunology. Lange Medical Pubishers, Los Altos, p 277

Weinreich J (1968) Spätergebnisse der Splenektomie bei Blutkrankheiten. Internist 9:22

Weise H-J (1982) Bundesgesundheitsblatt 25, Nr 4:81

Whitacker AN (1968) The effect of previous splenectomy on the course of pneumococcal bacteraemia in mice. J Pathol 95:357

Whitaker AN (1969) Infection and the spleen: Association between hyposplenism, pneumococcal sepsis and disseminated intravascular coagulation. Med J Aust 1:1213

Winkelstein JA, Shin HS, Wood WB (1972) Heat labile opsonins to pneumococcus. The participation of immunoglobulin and of the alternate pathway of C3 activation. J Immunol 108:1681

Winkelstein JA, Lambert GH, Swift A (1975) Pneumococcal activity in splenectomized children. J Pediatr 87:430

Wybitul K, Böhm N (1982) Postsplenektomie-Sepsis. ZFA (Stuttgart) 58:912

Sachverzeichnis

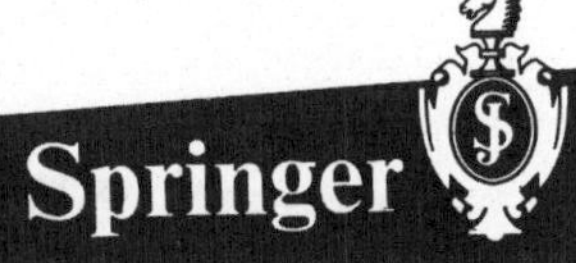
Springer